DIE STÄRKE EINES LEHRERS

TEIL 1

und

DIE THEORIE DER REINKARNATION

YOGI BHAJAN

17. JUNI 1994

ERSTE JÄHRLICHE LEHRERKONFERENZ

NEU MEXIKO

Übersetzt und herausgegeben
von Dr. Wulf Splittstoeßer
Ardass Singh Khalsa

Bibliografische Information der Deutschen Bibliothek:
Die Deutsche Bibliothek verzeichnet diese Publikation in der Deutschen Nationalbibliografie; detaillierte bibliografische Daten sind im Internet über http://dnb.ddb.de abrufbar.

1. Auflage
Herstellung: Books on Demand GmbH, Norderstedt

ISBN 3-934022-41-3

Vorbemerkungen des Übersetzers

Als ich Yogi Bhajan vor Jahren in Hamburg zum ersten Mal traf, regnete es draußen in Strömen. Seine Sprache war und ist einfach, direkt, und voller Humor. Seine Worte berühren das Herz, wie die Sonne die Seele.

Bei dem Bemühen, seine Vorträge zu übersetzen, hatte ich die Wahl, sein gesprochenes Wort in eine geschliffene, den geschriebenen Texten gewöhnlich eigene Sprache zu übertragen, oder der eher brüchig wirkenden, möglichst wörtlichen Übersetzung, den Vorzug zu geben. Ganz bewusst habe ich mich dann für das letztere entschieden. Diese Sätze, die zum Teil so ungewohnt stockend fließen, scheinen mir am ehesten seinen Geist direkt zu übertragen. Denn jedes Mal, wenn wir uns über diesen oder jenen Satz, über diese oder jene Wendung wundern und dabei verweilen, öffnen wir unseren Geist und machen uns bereit, zu empfangen. Hunderte Male können wir so uns wieder und wieder öffnen und empfangen.

Zu diesem und jenem Punkt habe ich Yogi Bhajan befragt. Er hat mich stets aufs Neue ermutigt, meine Übersetzungen autorisiert, und ich bin dankbar, in ihm einen Lehrer zu haben, vor dem ich mich in Demut verneige.

Ich danke Gott für diese Begegnungen und bete darum, dass alle Fehler und Unklarheiten, die in diesen Texten noch enthalten sind, dazu führen mögen, dass sie unzählige Male besprochen werden, und dass die ihnen zugrunde liegende Wahrheit dadurch noch klarer leuchten möge. Mögen wir alle in uns den Mut finden, bewusst die Verantwortung für unser Sein zu übernehmen, auf dass wir, unserem Vorbild getreu, andere ermutigen und ihnen zum Vorbild dienen können. Möge jeder Atemzug, jeder Gedanke, jedes Wort und jede Handlung voll des Segens sein. Mögen wir alle herausfinden, worin der Inhalt der Erkenntnis liegt: Du bist das Gebet Gottes.

Dr. W. Splittstoeßer
Ardass Singh Khalsa

DIE UNTERWEISUNGEN DES YOGI BHAJAN

Die Übertragung dieses Vortrags von Yogi Bhajan, der Kundalini Yogalehrer anspricht, hat das KRI Seal of Approval und wurde unter Mithilfe von Lehrern für die 3HO International Kundalini Yoga Teachers Association fertig gestellt. Wir freuen uns, dir diese Worte der Weisheit des Meisters zugänglich machen zu können.

Da eine ungeheure Menge Zeit und Hingabe in diese Produkte eingeflossen sind, bitten wir dich, dass du andere interessierte Yogalehrer darauf hinweist, dass sie ihr eigenes Exemplar durch die IKYTA beziehen können. Auf diese Weise ehrst du diese Arbeit und unterstützt die Ziele deiner Lehrervereinigung.

Genauso kannst du auch das Transcription Project der Vorlesungen von Yogi Bhajan in Bangalore, Indien, unterstützen, indem du regelmäßig Gurudakshina leistest. Für die Kundalini Yogalehrer bedeutet das regelmäßige Abgeben eines bestimmten Betrages, Gurudakshina, einen Ausdruck der Dankbarkeit gegenüber dem Lehrer, der die Technologie, die zu kennen wir nun gesegnet sind, vermittelt und für unser gemeinsames Privileg, dass wir die Lehrer der heiligen Wissenschaft des Kundalini Yoga sind. Yogi Bhajan hat darum gebeten, dass die Gurudakshina - Abgaben direkt an die 3HO Stiftung gehen, um die Verbreitung seiner Lehren zu fördern. Schecks können an die 3HO Gurudakshina zu zahlen ausgestellt werden und sind an die unten stehende Adresse zu schicken. Du kannst deinen Betrag auch elektronisch überweisen oder via Bankeinzug, bzw. Kreditkarte abbuchen lassen. Wir danken dir für deine Unterstützung!

3HO INTERNATIONAL KUNDALINI YOGA TEACHERS ASSOCIATION
4 Shady Lane, Espanola, NM 87532, USA
Tel.: +1 505 7530423 Fax: +1 505 7535982

Das KRI Seal of Approval gilt dem englischen Original. Die hier vorliegende Übersetzung ist von Yogi Bhajan selbst autorisiert.

Die stellenweise eigenwillig anmutende Verteilung der Textblöcke und Leerräume ergibt sich aus dem Bemühen, das Layout möglichst nahe am amerikanischen Original des Transkriptes zu orientieren.

DIE STÄRKE EINES LEHRERS
TEIL 1

YOGI BHAJAN, 17. JUNI 1994
ERSTE JÄHRLICHE LEHRER-KONFERENZ, NEU MEXIKO

YOGI BHAJAN: Habt ihr irgendwelche Fragen?

FRAGE: Könnten Sie etwas über Turbane sagen?

YB: Ein Turban ist nur etwas für glückliche Menschen. Turbane sind nur etwas für glückhafte Menschen – Menschen, die sich selbst krönen wollen. Das ist kein Ritual. Es ist kein religiöser Unsinn, gar nicht. Wenn ihr eine kraniosakrale Therapie an eurem Kopf erhalten wollt, so wird euch das etwa 350 Dollar kosten, dass jemand hingeht und diese Maßnahme durchführt.

Genauso binden wir unser ganzes Haupthaar in einen Rishi-Knoten, das ist der Grund, warum man ihn Rishi-Knoten nennt. Es bedeutet: „Knoten eines Heiligen.“ Das ganze Ding, von dem ich da spreche, ist über 5 000 Jahre alt. Zieh all dein Haar zusammen und knote es am Morgen. Zur Nacht kämme es wieder herunter und flechte es. Auch das ist ein Erfordernis.

Wenn ihr den Turban bindet, das ist der Moment, in dem die Korrektur der Schädelknochen geschieht. Alle Teile des Schädels werden zusammengezogen und bleiben zusammen. Das gibt deinem Gehirn die Kraft, zu arbeiten. Aus dem Grunde nennt man den Turban auch „Pugaree“. „Pug“ bedeutet Fuß. „Gharee“ bedeutet Festung. Es ist, was dir eine Festung auf deinen Füßen verleiht. Das bedeutet, es erhält eine Persönlichkeit. Es ist das Gleiche wie die alte Yalmaka der Juden. Es ist eine 3 000 Jahre alte Wissenschaft. Ihr Turban pflegte

7 Yards lang zu sein[1], ein Yard und ein viertel Yard breit, und sie pflegten ihn rund und rund und rund zu binden. Heute nun ist er auf ein kleines Hütchen reduziert, das durch eine Haarnadel auf dem Kopf gehalten wird.

Das Schönste an einem Turban ist die Tatsache, dass er an einem Tag, an dem du nicht wirklich im Geiste geordnet bist, niemals korrekt sitzen wird. Es spielt keine Rolle, wie sehr du dich auch bemühst. Und weil die meisten Menschen im Geiste nicht geordnet sind, sitzt ihr Turban niemals korrekt. Ich weiß das auch in meinem Falle. Wenn ich meinen Turban anlege und ich mit mir nicht eins bin, dann ist er immer ein Durcheinander. Das ist für die Menschen eine sehr schwierige Situation.

Das Konzept ist: Gestaltet ihr euch selbst für eure Persönlichkeit und Stärke oder ist eure Mode die Aufschrift, dass ihr zu kaufen seid? Willst du als Mann einfach ein Mädchen fangen und irgendjemand auf den Haken nehmen und jemandem deinen Unsinn erzählen? Willst du als ein gewöhnlicher Bürger leben und dich nicht verpflichten? Da gibt es eine Million Dinge, die ihr tut. Oder seid ihr einfach ihr selbst, am Anfang, in der Mitte und am Ende? Seid ihr zu kaufen oder seid ihr unbezahlbar? Der entscheidende Unterschied kann nur durch den Menschen selbst geschehen. Es gibt keine Möglichkeit, euch zu irgendetwas zu zwingen, wenn es nicht euer Charakter ist, der euch handeln lässt.

Da gab es mal ein Zeitalter unter den Königen in Indien, in dem du keinen Turban binden konntest, bis du wahrhaft ein Mann Gottes warst.

Habt ihr die Hare Krishna Leute gesehen, die nur ein wenig Haar auf dem Scheitel ihres Kopfes haben? Diese Haare dort nennt man „Kronenhaare“. Da gab es ein Gesetz, das bei Todesstrafe befahl, dass du entweder geköpft wurdest oder dein Haar geschnitten würde. Aber das Kronenhaar gilt als eine

---

[1] 1 Yard = 91,44 cm

Quelle göttlicher Stärke, und das war erlaubt. Wenn also ein Mensch verurteilt wurde, dass sein Haar geschnitten würde, dann würden sie nur diesen kleinen Teil auf dem Scheitel des Kopfes stehen lassen. Den Rest würden sie rasieren, und das war die Ausführung der Todesstrafe.

MSS GURUCHARAN SINGH: Sir, gibt es irgendeinen negativen Effekt, wenn jemand Yoga unterrichtet, aber seinen Kopf nicht bedeckt?

DIE SCHÖNSTE SACHE IN BEZUG AUF EINEN TURBAN IST,
DASS AN DEM TAG, AN DEM DU NICHT WIRKLICH GEISTIG GEORDNET
BIST, DEIN TURBAN NIEMALS KORREKT SITZEN WIRD.
DABEI SPIELT ES KEINE ROLLE, WIE VIEL MÜHE DU DIR DAMIT GIBST.
UND DA DIE MEISTEN MENSCHEN IM GEISTE NICHT GEORDNET SIND,
SITZT IHR TURBAN NIEMALS RICHTIG.

YB: Dazu will ich nichts sagen. Im Laufe der Zeit werden sie es für sich selber finden. Die Frage ist nicht, wer ist ein Lehrer und wer ist kein Lehrer und ob du richtig bist oder falsch. Es ist eine persönliche Frage. Der Turban ist eine persönliche Frage. Ein Turban ist keine Lehrer- oder Schülerfrage. Ein Lehrer kann ein Verführer sein. Ein Lehrer kann eine niedrige, selbstsüchtige und emotional verrückte Person sein; und dennoch kann er einen Turban binden und sich dahinter verstecken.

Wenn du einen Turban bindest, dann krönst du dich selbst. Und wenn du Yoga unterrichtest, insbesondere Kundalini Yoga, dann bist du eine gefährdete Art. Darum gibt es den Eid des Lehrers: „Ich bin nicht eine Frau, ich bin nicht ein Mann, ich bin nicht eine Person, ich bin nicht ich selbst, ich bin ein Lehrer." Also gebt ihr vier Aspekte für eine Qualifikation hin. Das bedeutet, dass dieser Mensch nicht mehr er selbst ist, sondern er ist ein Lehrer. Was macht es ihm aus, ob er einen Turban bindet oder dies trägt oder jenes tut? Das sollte keine

Rolle spielen. Aber wenn ihr Lehrer sein wollt und sexy und sozial anerkannt, und ihr wollt die Menschen nicht durch eure Weisheit überzeugen, sondern mag sein, durch euren Körper und mit eurem BS – ich nenne das Bullshit – Scheiß –, wenn ihr den Schüler ergreift und ihm falsche Dinge versprecht und die Menschen sexuell und sinnlich verführt und solcherlei Unsinn hinterher rennt, das ist der Punkt, wo es ein professionelles Problem wird. Es ist nichts, worüber der Einzelne besorgt sein muss.

Tatsächlich wird ein Kundalini Yogalehrer nicht zu manipulieren haben, nicht spielen müssen. Wenn du wahrhaftig ein Kundalini Yogalehrer bist, dann wird sich die Welt an deinen Füßen versammeln. Wie viele Menschen kannte ich vor 25 Jahren?

Für jeden von euch ist die Herausforderung, seid ihr nun eine Frau oder ein Mann, eine Reise von 72 cm zurückzulegen. Das ist der Weg, den ihr zu machen habt. Und er führt vom zweiten Chakra zum sechsten. Das ist einfach alles, Leute.

Es ist sehr schwierig, ein Lehrer zu sein und sicher zu sein. Normalerweise seid ihr als Lehrer unsicher. Ich kenne euch alle, und darum kann ich frei sprechen. Als Lehrer befriedigt ihr die Schüler – je größer die Zahl, je größer die Gruppe, je größer die Klasse, je eher seid ihr populär. Das ist kein Kundalini Yoga. Im Kundalini Yoga nehmt ihr einen Schüler, zerschmettert ihn, verwirrt ihn, pulverisiert ihn, setzt ihn zusammen und macht ihn heil und lasst ihn gehen – ihr lasst ihn gehen und wachsen. Lasst ihn gehen und strahlen.

Das ist der Grund, warum wir niemanden initiieren, einführen. Warum irgendjemanden verwirren? Wenn sie es nicht selbst vermögen, dann können sie es eben nicht.

Zwischen einem Menschen und Gott gibt es eine Verbindungstür, und der Schlüssel zu dieser Tür wird „Kundalini“ genannt. Als ein Lehrer, wenn es deine Profession ist, einem Menschen Kundalini Yoga zu unterrichten, dann musst du einen speziellen Charakter haben, einige Charakteristiken, etwas Courage. Du musst jemand ganz Besonderes sein.

Es spielt keine Rolle, was die Menschen zu mir sagen. Was immer ihr zu mir sagt, ich höre es, ich erkenne es an, ich habe es gehört, aber ich weiß, dass ihr einfache Erdlinge seid und dass es nichts bedeutet. Meine Aufgabe besteht darin, euch als Antwort mitzuteilen, wo eure beste Begabung liegt. Das ist die Aufgabe des Lehrers. Das ist keine persönliche Beziehung. Nein. Ein Schüler muss zu dir kommen, und deine Aufgabe ist es, ihn oder sie ans Ziel zu bringen – aber nicht mit eurem persönlichen Unsinn.

Ein Lehrer bringt Gutes in das Herz eines anderen Menschen.

Einige Leute sagen zu mir: „Ich sah diese Meditation in meinen Träumen." Ich bin dann tatsächlich in mir selbst erschüttert. Weiß denn dieser Idiot, worüber er spricht? Er weiß, dass er es selbst gemacht hat, aber er sagt, es ist ein Traum. Also frage ich ihn: „Welches Chakra wird davon berührt? Wie hat dein parasympathisches Nervensystem darauf geantwortet?" Nun, wenn es ihm tatsächlich durch einen Traum gegeben ist, dann sollte er das ganze Ding auch kennen.

Das ist der Grund, warum wir Kundalini Yoga ganz offen, ganz ehrlich, aber absolut rein erhalten wollen. Manchmal fragen mich Leute: „Sollten wir unsere Augen während der Übungen geschlossen oder offen halten?" Ich antworte: „Ich habe nicht gefragt, und ich erinnere mich nicht, darum solltest du auch nicht fragen, und du musst dich nicht erinnern." Ihr seid Lehrer. Ihr müsst ehrlich, offen, geradeaus und ein starker Führer zum Besten des anderen sein, nicht für euch. Versteht ihr das?

Ihr könnt lehren, und ihr könnt magnetisieren, und ihr könnt vergrößern, und ihr könnt Menschen überzeugen, und ihr könnt großartig sein. Aber ihr werdet auf die eine oder die andere Weise als ein Scheiß enden, weil die eigentliche Kraft eines Lehrers größer ist als Gott. Ein Lehrer bringt nämlich Gott in das Herz eines anderen Menschen hinein. Irgendein Getue nutzt dabei nichts. Und wenn ihr mit irgendeinem Getue und eurem Ego einsteigt, werdet ihr ohne Freund sein. Gott wird nicht euer Freund sein. Seid gewarnt.

All diese Lehrer werden einfach verschwinden, und diejenigen von euch, die auf dem grundlegenden Prinzip der Gnade sich im Lehren begründen, werden bleiben. Das ist das Zeitalter des Wassermanns, und das ist es, was die Menschen zu tun haben.

Ich kenne all die Yogas, aber in jedem anderen Yoga müsst ihr ehelos sein, ein Single. Ihr könnt nicht verheiratet sein. Da fängt es an. Dieses ist das einzige Yoga für gewöhnliche Menschen, und es erlaubt euch zu heiraten, eine Familie zu haben, und es verleiht euch Göttlichkeit. In Bezug auf die Zeit bedarf es nur sehr wenig davon. Die Übungen sind sehr klein, die Kriyas sind sehr gut, und ihr habt eins, zwei, drei geschafft, eine Wirkung. Da gibt es keinen Unfug.

Aber was sollte ich euch erzählen? Ich höre, wie ihr sagt: „Ich bin Italiener, ich kann nicht mit einem Franzosen umgehen. Ich bin ein Franzose, ich kann nicht mit einem Niederländer umgehen. Ich kann nicht mit diesem und mit dem jenem umgehen." Wenn ihr auf solche Weise sprecht, dann sage ich: „Warte einmal, was ist los? Worüber sprecht ihr da?" Ihr alle seid Lehrer derselben Wissenschaft, mit demselben Ziel, und das ist das Beste für eure Schüler zu erreichen – was auch immer sie sein mögen.

Ihr alle seid Lehrer des Kundalini Yoga. Wie viele von euch glauben, dass Gott genau das von euch will? Also, warum bringt ihr denn so viel von eurem eigenen Kram hinein?

SCHÜLER: Weil ich Gott bin.

YB: Du bist nur Gott, wenn du für dich selbst tätig bist. Wenn du für andere arbeitest, dann bist du jemand, der die Güter für die anderen, die da Götter sind, bereithält. Du bist einfach ein Kanal. Ein Wasserrohr ist nicht das Wasser. Du bist niemals ein Gott, wenn du ein Lehrer bist. Ein Streichholz ist nicht das Feuer. Es entzündet nur das Holz. Das ist der Unterschied.

Ein Lehrer ist ein *Hilfsmittel*, nicht ein *Ende*. Wir sagen nicht: „Ich vertraue auf Gott." Wir sagen: „Ich verweile in Gott." Ihr seid also genau genommen Gottes Gäste. Ein Gast kann niemals der Eigner sein. Wenn ihr den Eid eines Lehrers ablegt, dann werdet ihr niemals irgendeine Eigentümerschaft für euch in Anspruch nehmen.

Wollt ihr immer noch Lehrer sein?

SCHÜLER: Ja.

YB: Tatsächlich ist es der Geist eines Lehrers, der die Arbeit tut. Es ist nicht, wie du aussiehst oder was du bist. Es ist deine Majestät. Und es ist die Majestät deines Geistes, deiner Seele. Das ist der Charakter dieser Majestät, in der du den Lehrer darstellst. Es ist die „Imperial Divinity – Göttliche Majestät", wie man es nennt – I.D., die Identität, diese „Göttliche Majestät", die jenseits der Dualität ist. Dein Charakter wird benutzt andere zu erheben. Du bist wie ein Gabelstapler; geh in den Schmutz, hebe einen Schüler auf, setze ihn auf die Schienen, sorge dafür, dass er sich bewegt, und mache aus ihm einen Lehrer für morgen. Da ist kein Platz für deine Gefühle, deine Emotionen oder für deinen Müll; *und* das ist nicht etwa dein Jagdgebiet.

DU BIST WIE EIN GABELSTAPLER; GEH IN DEN SCHMUTZ, HEBE EINEN SCHÜLER AUF, SETZE IHN AUF DIE SCHIENEN, SORGE DAFÜR, DASS ER SICH BEWEGT, UND MACHE AUS IHM EINEN LEHRER FÜR MORGEN.

Ihr lebt nicht von euren Schülern. Bis dahin hat der Gott in den Schülern von mir gelebt. Ihr sollt eure eigenen Geschäfte haben und ihr sollt euren Schülern jeden Aspekt des Lebens zeigen. Glaubt mir, wenn ich euch das sage: Wenn ihr diese Eigenarten eines Lehrers anzunehmen beginnt, wird eure Arbeit von Gott selbst getan sein. Ihr müsst diese Stärke besitzen.

ER, DER ISST, WAS ER DURCH SEINE GEWISSENHAFTE ARBEIT VERDIENT,
UND AUS NÄCHSTENLIEBE ETWAS GIBT, OH NANAK,
KENNT DIE WAHRE ART ZU LEBEN.

GURU NANAK, SGGS, S. 1245

Ihr arbeitet hart, dann verdient ihr und dann gebt ihr. Nanak sagt, dass der Eine, der so lebt, weiß, worin die Wahrheit des Gebens besteht.

Geben heißt vergeben. Ihr sollt nicht auf irgendetwas reagieren. Euer Schüler kann euch verleumden und verleumden und verleumden und verleumden und manipulieren und allerlei Unfug machen. Ihr werdet wieder auferstehen. Ihr werdet euch darüber erheben.

Einmal ging ich zu einer Versammlung, und da war ein Störenfried aus dieser jüdisch-christlichen Ecke, und sie hatten ihm gesagt, ich sei ein Satan. Sie kamen, um mich zu stören und zu versuchen, mich vom Sprechen abzuhalten. Also stand dieser Bursche auf und sagte: „Ich habe eine Frage." Und wie jeder normale, gut trainierte Papagei tat er, was er tat, und machte weiter und weiter. Ich blickte ihn an und fragte: „Noch etwas?“ Er sagte: „Wirst du mir antworten?“ Ich sagte: „Müll ist Müll. Müll kann nur von Müll beantwortet werden. Ich habe keinen Müll. Es ist deine Paranoia, und möge Gott dich segnen und Christus dir Bewusstsein schenken.“ Und so kam ich da raus. Er sagte: „Warum hast du Christus erwähnt?“ Ich sagte: „Er ist mein Freund. Was ist daran falsch?“ Und das war das Ende davon.

FRAGE: Kannst du etwas über das Unterrichten und den Zusammenhang mit Geld sagen?

YB: Ihr könnt klar und frei lehren, und ihr habt das Recht, dafür etwas zu nehmen, und es muss der Organisation zugute kommen, die ihr aufgebaut habt; das sollte genug sein, euch die Gelegenheit zu arbeiten zu geben. Aber der Punkt ist der, Leute – dies ist eine Wissenschaft für gewöhnliche Menschen, und wenn ihr nicht arbeitet und Geld verdient, dann seid ihr stets verwundbar. Eure Schüler können euch den Teppich unter euren Füßen wegziehen. Was glaubt ihr denn, warum all diese Swamis und Yogis hierher gekommen sind und dann ausgeflippt sind? Das waren keine schlechten Lehrer. Jeder von ihnen hatte irgendeinen reichen Mann, der sie unterstützt hat, und sie haben sich ausgebreitet wie ein wildes Feuer. Dann ist dieser Kerl wegen irgendeiner Kleinigkeit verrückt geworden und hat ihnen den Teppich unter den Füßen weggezogen, und sie sind umgefallen.

PERSON: Wie steht es um ein lebendiges Yogalehren?

YB: Du kannst so lebendig sein, wie du willst. Unterrichte eine Klasse, gib den Leuten Erfahrung. Wenn die Menschen von dir eine persönliche Beratung als Lehrer wollen, dann kannst du für die Zeit, die du dabei aufwendest, so viel verlangen, wie du willst. Wir nehmen gewöhnlich 10, 15 Dollar für eine Yogastunde oder manchmal 20 oder 30 Dollar wegen der Reisekosten und all diesem Kram. Aber wenn jemand zu dir kommt und einfach mit dir sitzen will, auf einer 1:1-Basis, dann kannst du Zeit und Geld nach deinem Verhältnis in Beziehung setzen. Das betrifft das Beraten. Das ist der Fall, wenn jemand dich sucht und bezahlt.

GELD IST DAS PROBLEM, ABER ES SOLLTE NIEMALS **DAS** PROBLEM SEIN.
EURE LEHRMETHODEN UND STÄRKE UND EUER
CHARAKTER SOLLTEN DAS PROBLEM SEIN.

Ich gebe vor, arm zu sein, damit die Menschen wissen, dass ein Lehrer als ein armer Mensch handeln kann, wenn er das will. Und manchmal handle ich sehr reich, einfach, um euch Leute zu verwirren. Ich tue so viel Dinge. Meine Aufgabe ist da, wo euer Bewusstsein ist. Ich verwirre euch, um zu sehen, ob ihr verwirrt werdet oder nicht. Das ist der Charakter eines
Lehrers. Denn da gibt es noch einen anderen Lehrer, der euch begleitet – und man nennt ihn *die Zeit*. Wenn euer Schüler in die Zeitfalle geht, wird es den Lehrer sehr schmerzen. Darum müsst ihr stets einen Schritt voraus sein.

FRAGE: Wie kannst du sicher sein, dass du stets das Beste für deine Schüler tust?

YB: Zerschlage deinen Kopf und schaue dann, was da herauskommt. Sei nicht persönlich. Nehme die Für und Wider und diskutiere sie. Lass ihn selbst aussuchen, was das Beste für ihn ist.

Ihr müsst euch der Tatsache bewusst sein, dass jeder Schüler von euch, ein Lehrer von morgen ist. Wie verrückt er auch ist, das ist das Versagen seiner Eltern. Wie neurotisch er ist, das ist eine Folge von Umgebung und Umständen. Diese zwei sind euch gegeben. Sie kommen mit dem Ort daher. Als Drittes gilt, wie sehr er auf euch reagiert und euer eingeschworener Feind wird, auch das ist eine positive Phase eines Schülers. Es ist das Recht eines Schülers seinen Lehrer zu betrügen. Es ist sein Recht, weil es die berechtigte Idee einer jeden jungen Seele, die im Wachstum ein bestimmtes Stadium erreicht hat, ist, den Lehrer raus zu werfen. Jeder eurer Schüler wird für eine Weile unterrichten, aber dann möchte er euch am liebsten zu Grabe tragen. Und das ist ein sehr berechtigter Ansatz. Er wird euch zwingen wahrzunehmen, ein wie guter Lehrer ihr seid, indem ihr seht, wie ihr eure Basis haltet.

Habt ihr davor Angst? Habt ihr Angst, dass eure Schüler größer werden könnten als ihr selbst? Das sollte nicht so sein. Gebt euren Schülern Lernen und Wissen für morgen und lasst sie ihre Ziele machen. Wenn sie euch bitten, die Richtigkeit ihres Handelns zu kommentieren, dann beratet sie, dass sie an einen wahren Ort des Betrachtens kommen.

Ihr müsst verstehen, dass ein spirituelles Ego das schlimmste Ding auf diesem Planeten ist. Und wenn ihr ein Lehrer seid, respektieren euch eine Menge Menschen, eine Menge Menschen vertrauen euch, eine Menge Menschen mögen euch, so viele Dinge geschehen. Das ist der gute Teil. Einige Leute wollen euch töten, einige Leute wollen euch rauswerfen, einige Leute wollen euch verleumden, einige Leute wollen euch Übles. Das ist ebenfalls ein guter Teil. Alles balanciert sich. Aber ihr werdet stets versuchen euer Bestes zu geben. Ist das verstehbar?

FRAGE: Sir, in Bezug auf das Unterrichten und das Geld aus unseren Kursen; wenn wir genügend unterrichten und auch genügend Geld da ist, sollten wir dann trotzdem eine zweite Basis unserer Sicherheit entwickeln?

YB: Als Erstes muss klar sein, dass, wenn ihr zu lehren beginnt, ihr sowieso nicht unsicher sein solltet. Wenn ihr nämlich unsicher seid, dann lehrt ihr auch die Unsicherheit. Und Rom wurde nicht an einem Tag erbaut. Ihr solltet nicht in einer Position sein, wo euch das befangen macht.

Ich habe unterrichtet und für eine Woche Tantra-Unterricht 35 Dollar genommen. Wir haben niemals viel Geld verdient.

Wir waren stets knapp bei Kasse. Aber die Menschen waren so liebevoll und haben immer so viel gegeben, dass, wenn wir den Kurs beendet haben, und sie mir sagten: „Uns fehlen so viele 1 000 Dollar“, ich geantwortet habe: „Leute, nun kommt schon.“ Und wir haben es immer geschafft. Also, wenn ihr den Menschen die Erhabenheit gebt und ihnen Stärke vermittelt, dann lassen sie es nicht geschehen, dass ihr zugrunde geht.

Geld IST das Problem, aber es sollte niemals das Problem sein. Eure Lehrmethode und Stärke und euer Charakter sollten das Problem sein. Wenn ihr im Lehren stark seid und nicht blödsinnig herumspringt, dann werdet ihr so viele Menschen um euch haben, wie ihr wollt.

Im Kundalini Yoga gilt, dass du nicht mit leeren Händen kommen kannst. Das ist der erste Punkt.

ITARASHTAM TITHAR KUSHTAM

Ihr müsst bezahlen. Aber als ich zu lehren begonnen habe, hatten unsere Schüler gewöhnlich kein Geld. Also nahm ich immer wieder 100 Dollar, hab es in Kleingeld gewechselt und auf den Rasen geworfen, dass die Leute es aufheben und in die Vorlesung kommen konnten. Einige Menschen haben das Geld aufgehoben, aber kamen niemals in die Klasse! Aber wir sind bei dieser Tradition geblieben. So war es eben. Da gab es einige reiche und einige arme Schüler. Die Reichen haben mehr gegeben und die Armen weniger, und alles hat sich ausbalanciert.

Ich denke, ich musste 160 Dollar für den Flecken zahlen, an dem ich zu leben pflegte, und wir hatten niemals das Geld. Aber dennoch haben wir uns niemals in der Klemme befunden.

Auch heute ist das so. Es ist nicht, dass ich arm bin. Ich verleugne nichts und auch lüge ich euch nicht an, denn ich bin reicher als irgendjemand sonst. Aber meine Ausgaben sind größer als mein Einkommen, und doch erreiche ich stets das Ziel. Ich bin ein sehr wohlhabender Kerl. *Sehr* reich. Aber ich gebe so viel, dass mein Finanzchef stets nervt. Sie sagt: „Sehen Sie sich die Ausgaben an. Sie müssen lernen, ihre Ausgaben zu begrenzten." Ich antworte: „Manchmal müssen Sie lernen, dass ein Mensch, mehr als ich, Geld braucht. Und wenn ich sage ‚Geben Sie!', dann geben Sie es. Denn auf irgendeine Art werden wir es schon bekommen."

Geld ist ein Medium. Es ist eine sehr raue Sache, wenn du es nicht hast. Es ist sehr roh, wenn du es nicht hast. Doch es ist nicht so, dass Geld alles ist, was es gibt. Es ist nicht so, dass deine Schönheit alles ist. Es ist nicht so, dass deine Jugend alles ist. Gott ist in allem, wenn du auf das eine wirklich vertraust – dass du in Gott verweilst –, dann wirst du niemals in der Patsche sitzen.

Es gibt zwei Arten, nach denen ihr arbeitet. Auf der einen Seite wollt ihr göttlich sein, Lehrer, spirituell und all das, und auf der anderen Seite wollt ihr unsicher sein, verrückt, und ihr wollt eure persönliche Befriedigung. Diese zwei Dinge vertragen sich nicht. Öl und Wasser vermischen sich nicht. Unterrichtet mit Würde und lebt mit Courage.

Kundalini Shakti – das ist ein Shakti Yoga. Das ist nichts, wo ihr ausgeflippt sein müsst. Ihr unterwerft euch selbst dabei nicht einem Menschen. Wohl bin ich euer Lehrer, aber in Wahrheit sind es meine Lehren, die euch lehren. Ich bin einfach ein Vehikel. Viele Menschen wollen ihr emotionales Band, und ich bin bereits mit euch verbunden, und ich liebe euch alle, aber das Problem ist, ich will euch auch hart herannehmen. Denn morgen werde ich gegangen sein, und ihr müsst mich repräsentieren. Und ihr habt mich in der Weise zu repräsentieren, dass ihr zehnmal größer und stärker werdet als ich.

You have nine holes and you are holy – Ihr habt neun Löcher, und ihr seid heilig. Also kümmert euch darum, dass ihr genau beachtet, was in euch rein- und aus diesen Löchern rausgeht. Erlaubt, nur positiven Dingen durch diese neun Öffnungen hindurchzutreten, und allem Übel, euch zu verlassen.

Wenn du verstopft bist, dann bist du kein Holy Man – kein heiliger Mann. Weißt du das? Aber wenn du verstopft bist, dann nehme bitte Triphala[2] und reinige dich mit der Zeit selbst. Triphala ist sehr gut. Es ist für das Gehirn. Es ist energetisch. Es reinigt dich. Versuche drei Kapseln zu nehmen und verlass dich auf die Zeit. Es ist eine natürliche, hilfreiche Methode. Wenn es dir noch schlechter geht, kann es sein, dass du sechs Kapseln brauchst. Aber manchmal nimmst du auch Sennes Tee, und du hast all dieses Rumpeln in dir drin und du fühlst dich schlecht. Wie würde es euch gefallen, als Yoga-Lehrer in der Mitte der Klasse zu sitzen und zu sagen: „Wartet eine Minute. Ich bin gleich zurück. Wo ist das WC?" Was für einen Eindruck würdet ihr bei euren Schülern machen? Nutzt dieses natürliche System, seid diejenigen, die eure neun Löcher kontrollieren. Und das ist die Qualität des zehnten Tores – dass ihr bewusst darauf achtet, was ihr tut. Ist das klar?

LEHREN BEDEUTET, IN DIE SEELE DES ANDEREN ZU REICHEN, DENN, SOBALD DIE SEELE ENTFLAMMT IST, HERRSCHT GOTT.

Unterrichtet nicht in der Idee, dass <u>ihr</u> am lehren seid. Unterrichtet mit der Idee, „Ong Namo Guru Dev Namo" – Gott lehrt durch euch. Wisst ihr, Leute, wenn ich eine Klasse unterrichte, bitte ich manchmal meine Angestellten, einen Kurs, den ich zu halten habe, niederzuschreiben und mir zu schicken; ich will sehen, was ich gelehrt habe. Das sieht gut aus. An dem bestimmten Zeitpunkt wird die Akascha-Chronik

[2] Ein ayurvedisches Früchtepulver aus den drei Früchten Amalaki, Bibitaki und Haritaki ist seit Jahrtausenden im Ayurveda sehr beliebt.

in mir gestartet, und ich gehe einfach sehr fein und sorgfältig durch, und ich weiß, all das, was ich unterrichte, ist okay. Aber wenn ich später aus dieser Trance herauskomme, dann will ich sehen, was das war, das ich da gesagt habe.

Wir lehren und lehren und lehren und lehren, weil das die einzige Art ist, von der wir wissen, dass wir eure innere Seele erreichen, erreichen, erreichen. Lehren bedeutet, in die Seele des anderen zu reichen, denn wenn die Seele entflammt ist, herrscht Gott. Lehren ist der vornehmste Beruf. Es ist eine Kunst, es ist eine Berufung, und es ist ein Geschenk Gottes.

Aber als ein Lehrer könnt ihr euch selbst und eure Schüler vernachlässigen. Ich habe meine persönliche Haltung dem gegenüber. Die Mehrzahl der Schüler mag mich nicht. Ein Lehrer ist keine besonders liebenswerte angenehme Persönlichkeit. Das ist, weil das Frühstück des Lehrers aus dem Ego seines Schülers besteht, seine Mittagsmahlzeit ist die Persönlichkeit des Schülers und zum abendlichen Tee bringt er ihn in solch eine Klemme, dass er nicht in der Lage sein sollte, da herauszukommen. Sein Abendessen besteht darin, ihn mit dem Angesicht des Todes zu prüfen und zu sehen, ob er besteht oder nicht. Nun, das sind die vier Verantwortlichkeiten eines Lehrers. Wie solltet ihr damit sehr populär werden? Wo ist eure Popularität? Nirgendwo.

Ihr müsst eure Schüler stärker machen, als ihr es seid, besser als ihr es seid und zehnfach größer als ihr es seid. Eure vollständige Investition ist euer Schüler. Wenn euer Schüler nicht mehr erhoben ist, als ihr es seid, dann habt ihr nur Unordnung geschaffen, ihr habt herumgesponnen, ihr seid fertig.

Das Problem mit euch ist, dass ihr dieses Übungsyoga, ich nenne es „Jerk-Yoga“ – Hauruck-Yoga, lehrt. ... „Oh, verbindet dies, koppelt das, diese Haltung, jene Haltung, dies ...“ Das nennt ihr Yoga? Vergesst das! Ihr esst alles, tut alles, rennt überall herum, keine Fragen, keine Disziplin, nichts. Zwanzig Minuten meditieren und ihr seid göttlich? Vergesst das!

Da sagte jemand: „Ich bin ein Vegetarier." Und ich sagte: „Oh, sehr gut. Ich bin auch Vegetarier." Er sagte: „Aber ich esse Fisch." Ich sagte: „Nun, das ist schön. Was isst du noch?" „Oh, ich esse auch Eier." Ich sagte: „Das ist schön." „Und ich habe auch nichts gegen eine Suppe, solange da keine Fleischstücke drin schwimmen." „Du meinst, du isst Hühnersuppe?", fragte ich. Er sagte: „Das ist richtig. Ist das nicht in Ordnung?" Ich sagte: „Yeah", und fragte: „Was tust du so?" Er sagte: „Nicht viel." Ich sagte: „Wie viel Hühnersuppe isst du?" Er sagte: „Das ist meine Hauptkost. Ich will sehr dünn sein." Ich sagte: „Du weißt doch, was ein Hahn mit jedem Huhn macht?" Er sagte: „Ich weiß." Ich sagte: „Das ist der Grund, warum du jedem deiner weiblichen Schüler nachstellst." Er sagte: „Oh, du hast mich erkannt. Das ist mein Problem. Im Umgang mit Frauen bin ich sehr schwach." Ich sagte: „Mann, du bist ein Mann wie ein Hühnchen. Du bist, was du isst. So rennt in deinen Venen dieses Hühnchen herum. Das Hühnchen hat in dir Wohnung genommen." „Du meinst, ich sollte kein Hühnchen essen?" Ich sagte: „Das habe ich nicht gesagt. Ich habe nicht gesagt: ‚Iss kein Hühnchen.' Ich habe nicht gesagt: ‚Binde einen Turban.' Ich habe nicht gesagt, du solltest dies oder das tun. Die Frage ist, was du sein willst?"

Stellt euch selbst die Frage: „Was willst du sein?" Willst du ein Lehrer und ein Heiliger sein, oder willst du einfach ein Lehrer und einer der größten Schwätzer sein? Ist dein Körper eine Manifestation der Reinheit, Frömmigkeit und Macht Got-tes,
oder bist du einfach eine Täuschung? Ich will euch das nicht fragen. Das müsst ihr euch selber fragen.

Da gibt es drei Dinge, die ihr wissen müsst: 1. Betrügt euch nicht selbst! 2. Betrügt nicht eure Schüler! Und 3. Verratet die Lehren nicht! – und Gott wird durch euch kommen! Das kann ich euch versprechen.

DAS FRÜHSTÜCK DES LEHRERS IST DAS EGO SEINES SCHÜLERS.

Diese drei Dinge müsst ihr wissen:

1. Betrügt euch nicht selbst!
2. Betrügt nicht eure Schüler!
3. Verratet nicht die Lehren! –

und Gott wird durch euch kommen.

Ich bin in den Westen gekommen, um Lehrer zu machen. Und das Komische daran ist, ihr seid Kundalini Yogalehrer, und ihr seid nicht stolz darauf. So viel wisst ihr bereits darüber, dass es auf der ganzen Welt keinen Menschen gibt, der es mit euch darin aufnehmen könnte. Ich kann darauf wetten. Aber unglücklicherweise seid ihr weißhäutigen Erdlinge nicht stolz darauf. Ihr geht los, seht irgendeinen Swami und sagt: „Oh Swami, Geliebter, hee hee hee." (SSS[3] legt seine Hände in der Gebetshaltung zusammen und beugt seine Schultern wie jemand, der sich einem anderen furchtsam nähert.) Manchmal sehe ich euch und sage: „Sieh da, da geht er. Okay, das ist für mich in Ordnung." Ihr habt keine Selbstachtung, keinen Respekt vor euch selbst. Ihr begreift nicht, dass Gott in euch ist. „God and me, me and God are One – Gott und ich, ich und Gott sind Eins." Ihr habt das nicht verstanden. Ihr habt keine Verbindung mit Gott. Ihr habt keine Anbindung im Einssein mit Gott.

Da gibt es eine Schülerin von mir, die sagte: „Lege deine Hand auf meinen Kopf. Ich werde erhoben sein." Ich habe sie am Nacken gegriffen und in die Höhe gehoben. Ich sagte: „Jetzt bist du erhoben." Warum sollte ich meine Hand auf ihren Kopf legen? Ich bin der Mahan Tantric. Wenn du in meiner Gegenwart deine Reinheit nicht erfährst, dann bist du einfach der Schlimmste.

---

[3] Siri Singh Sahib

Wie groß ist der Durchmesser der Erde? Wie viel tausend Meilen ist der Äquator lang?

PERSON: 8 000?

YB: Nun, warum 8 000? Warum nicht 7 999? Warum umkreist euer Spermatozoon die Eizelle achtmal, bevor es eindringt. Warum ist jedes Mantra im Kundalini Yoga ein Ashtang Mantra mit acht Schlägen? Warum?

PERSON: Acht repräsentiert die Unendlichkeit.

YB: Wenn ihr Kundalini Yoga unterrichtet, dann seid ihr, hier, später und danach. Ihr müsst für eure Schüler drei Aspekte decken. Jetzt, später und danach. Nehmt Geld ein, Leute, und ihr steckt fest für jeden Pfennig, für jede Gabe, die der Schüler geboten hat.

Was ist das Höchste, das ein Schüler euch geben könnte? 20 Dollar, 100 Dollar, 1 000 Dollar, 1 Million Dollar? Wisst ihr, worin eure Verantwortlichkeit besteht? Hier, danach und später steht ihr als Garant, dass dieser Mensch nicht in irgendein Übel fällt. So ist das nämlich.

Ihr mögt sagen: „Wie können wir das tun?“ Ich werde euch eine einfache Übung geben, die euch bei diesem Gefühl helfen wird. Es ist eine sehr einfache Sache. Ihr solltet sie für euch privat verrichten, und es wird den ganzen Tag funktionieren.

MEDITATION

(die Shushmana zu reinigen)

Teil I: Das ist eure linke Hand, eure reinigende Kraft. Nehmt eure linke Hand und setzt sie auf die Mitte der Stirn in dieses Trikurti. Nehmt die rechte Hand und hebt sie einfach in die Höhe. Schließt eure Augen und blickt auf euer Kinn, das Mondzentrum, und beruhigt euch. Jetzt, macht das für 11 Minuten. Bittet atmet langsam. Schließt eure Augen und blickt auf euer Kinn.

Das ist selbstreinigend. Es wird die Shushmana reinigen, euren göttlichen Nerv. Spiel das Band „Ong Namo Guru Dev Namo“. Nun fühlt euch energetisiert. Seid stark. Schließt eure Augen. Sie müssen nach unten gewandt sein. Konzentriert euch auf euer Kinn. Das ist das Mondzentrum. Es ist eine sehr einfache Übung. Sie ist nicht hart, aber sie wird euch innerhalb der nächsten 2 Minuten zum Ausrasten bringen. Wenn ihr euch korrekt konzentriert, muss die Shushmana zu vibrieren beginnen. Das ist ein Gesetz. Es spielt keine Rolle, in welchem Zustand euer körperlicher Verstand ist. Der physische Körper und der Verstand bedeuten gar nichts. Wenn eure Augen auf das Kinn gewandt sind, wird das Ding, auf das ihr eure Hand setzt, hart wie Blei. Wenn eure Stirn hart wird, dann seid ihr auf der richtigen Spur. Und wenn euer Körper zu jucken und zu schmerzen beginnt, dann seid ihr dabei, es erfolgreich zu tun.

Konzentriert euch, meditiert und erhebt euch über euch selbst hinaus. Bald wird die Welt im Begriff sein zu kommen und euch zu finden. Sie werden sagen: „Oh, meine Kundalini ist dabei, aufzusteigen. ... Ich weiß nicht, ich kann es nicht sagen, ich, dies, das, bah bah bah.“ Eure Aufgabe ist es, diese Leute zu beruhigen. Eure Aufgabe ist es, ihnen ihre Persönlichkeit zurückzugeben. Wenn ihr eure Persönlichkeit nicht kennt und wenn sie nicht stark und rein und projektiv ist, was könnt ihr dann geben? Ein leeres Glas kann keinen Durst löschen.

Stetig. Es beginnt jetzt, euer Nervensystem zu verändern. Ida und Pingala gehen durch die Krämpfe. Das ist positiv. Seid stetig. Erinnert euch einfach: „Ihr seid nicht eine Frau, ihr seid nicht ein Mann, ihr seid nicht eine Person, ihr seid nicht ihr selbst – IHR SEID EIN LEHRER." Und ihr müsst alles erfahren, das ihr teilt.

Lasst mich durch euch fließen. Haltet fest. Bewegt euch nicht und konzentriert euch. (Für einige Sekunden ist es still.)

Atmet langsam und tief. Und haltet die Wirbelsäule gerade. Das wird euch eine Hilfe sein.

Haray, da ist die Kundalini, aller Wohlstand und Reichtum des Universums, und der Himmel ist da. Ich liebe es, mit euch über Geld zu sprechen. Da stimme ich zu. Aber was ihr nicht wisst, ist, dass, wenn die Kundalini erwacht ist, alle Ecken Geschenke und Grüße darbringen. Es ist die göttliche Kraft Gottes. Es ist ein göttlicher Donnerkeil.

Konzentriert euch auf euer Kinn. Atmet sehr bewusst. Lang und am allerbesten.

Teil II: Fertig? Jetzt konzentriert euch und macht es mit der Spitze der Zunge genauso. Bewegt euch nicht. „Har Har Har Har Har Har ..." (Das Wort „Har" wird in einer sehr einfachen, monotonen Weise gesungen, wobei die Zungenspitze gegen den oberen Gaumen stößt. Die Haltung ist stabil, und der Rest des Körpers bewegt sich nicht.)

(Nach etwa 5 Minuten)

Teil III: Atmet tief ein. Atmet tief, tief. Dieser Atem ist unbezahlbar. Atmet tief. Haltet die Luft an. Streckt euren Rücken. Spannt euch. Haltet tief die Luft an. Streckt euren Rücken. Haltet die Luft tief eingeatmet an. (15 Sekunden) Kanonenschuss. Atmet aus, lasst es los. Atmet wieder tief ein. Tief. Haltet den tiefen Atemzug ein. Streckt jetzt eure ganze Haltung. (15 Sekunden) Kanonenschuss. Atmet tief ein. Haltet diesen tiefen Atemzug an. Jetzt geht nach innen, blickt auf euren Körper, und was immer euch intuitiv in den Sinn kommt, schickt die Energie in dieses Gebiet. (15 Sekunden) Heilung, Heilung, Heilung. Kanonenschuss, ausatmen. Entspannt euch.

Ende: Streckt eure Hände in die Höhe und bewegt eure Schultern. Jetzt sofort, schnell, schnell, schnell, schnell. Bevor es euch einholt. Bewegt euch, bewegt euch, bewegt euch, bewegt euch. Bewegt den Oberkörper. Bewegt euch. Jetzt entspannt euch.

ES IST SEHR GLÜCKVOLL, DASS IHR DIESE VERBINDUNG JETZT HABT. WENN ICH KÖRPERLICH GEGANGEN SEIN WERDE, UND MAN EUCH BITTET, MICH SPIRITUELL ZU SUCHEN, DANN MÜSST IHR EUCH ZUSAMMENSETZEN, UM DAHINZUGELANGEN.

PERSON: Bedeutet das, 11 Minuten konzentrieren und 11 Minuten ...

YB: Tatsächlich ist der zeitliche Verlauf der Übung so, dass der erste Teil 11 Minuten dauert und dann 11 Minuten „Har" folgen. Dann kommen 11 Minuten den Atem anhalten mit einem Atemzug in der Minute. Ich glaube, es bedarf keiner Erklärung, was das mit euch macht. Alle, die dadurch gegangen sind, wissen es. Heute habe ich euch den Atem nur dreimal anhalten lassen.

GURUCHARAN SINGH: Gibt es einen Namen für diese Meditation?

YB: Das ist eine sehr einfache Übung. Sie soll die Shushmana reinigen, die zentralen Nerven, die Chi-Energie. Weil ihr als Lehrer mit jedermann umzugehen habt und in euch die Kraft und die Reinheit und die Unterwerfung erzeugen müsst. Manchmal ist es gut, ein paar einfache Dinge auf einfache Art und Weise zu tun.

Ihr sollt wissen, dass das sehr glücklich ist, dass ihr diese Verbindung jetzt habt. Wenn ich körperlich gegangen sein werde und man euch fragt, mich spirituell zu suchen, dann müsst ihr euch zusammensetzen, um dahinzugelangen. Der Geist ist stärker als der physische Körper.

Es sind Bänder erhältlich, auf denen aller Unterricht aufgezeichnet ist. Und sie sind, wie sie sind. Sie sind unbezahlbar. Und in diesem Moment schon könnt ihr eure eigene Bibliothek bekommen. Später wird es nicht mehr erhältlich sein. Heute ist es kostenlos. Später wird der Preis sein, wie immer er ist.

Ihr fragt nach Geld? Ihr könnt so viel Geld machen, wie ihr wollt. Bald schon, in den nächsten 25 Jahren, wird die Welt im Begriff sein, völlig verrückt zu werden. Die Menschen werden euch jeden Preis bezahlen. Sie wollen einfach den Frieden des Geistes wieder haben, und niemand wird in der Lage sein, ihn zu geben – mit Ausnahme von euch. Ihr habt die Kraft der Shakti. Und es ist eine goldene Kette. Es ist eine goldene Verbindung. Sie geht von Ewigkeit zu Ewigkeit. Also bringt euer kleines Ego da nicht hinein. Es wird vollständig verbrannt und zerstoßen. Ich warne euch einfach. Bringt nicht euer Ego da hinein. „Oh, ich bin ein Lehrer. Ich, ich, ich ..." Nein, gar nichts. Es kommt aus der Ewigkeit, es geht in die Ewigkeit. Ihr seid einfach ein Gebender. Ihr seid ein Verteilungszentrum. Das ist alles, was ihr seid. Und es wird sich durchsetzen, Mann. Da gibt es keinen Weg, das aufzuhalten.

Wenn ihr nicht gehorcht, könnt ihr nicht befehlen. Das ist die Macht der Lehren. Darum müsst ihr euch auf die Ewigkeit einstellen, ihr habt Ewigkeit zu lehren. Was ist Kundalini Yoga? Es ist das Entfalten der verborgenen Kraft in die Ewigkeit selbst. Das ist eine einfache Sache. Die Energie ist da, und ihr seid da. Es bedeutet einfach, dass ihr sie bekommt und gebt. Verteilt sie. Gebt freudig, gebt couragiert, gebt rein. Ihr könnt niemals verletzt werden. Und ihr werdet niemals arm dabei sein.

Einem Menschen, der Kundalini Yoga unterrichtet, müssen bestimmte Dinge geschehen. Er ist stets geschützt. In letzter Minute kommt etwas, ihn zu retten. Ich weiß nicht, wie es geschieht, aber ich weiß, es ist stets da. Eines ist, dass ihr niemals arm sein werdet. Niemals. Ihr könnt niemals arm sein. Das ist eine wunderbare Sache. In der letzten Minute, wenn irgendetwas geschieht, wird euch die Hand Gottes in letzter Minute erretten. Nein, man nennt es „Vertrauen". Verweilt in Gott. Und wenn ihr arm seid, so bedeutet das, dass ihr nicht recht verteilt. Als Erstes steht das Erhalten. Gebt das und seid froh, seid glücklich.

Ihr seid voll Furcht, weil ihr ein Ego habt. Wenn ihr kein Ego habt, warum solltet ihr voll Furcht sein? Soll Gott doch die Dinge in Unordnung bringen. Wen kümmert das? Lehrt unter dem Namen, lebt unter dem Namen, fließt in den Namen, und seid in dem Namen. Das ist es, was der Name ist – Nam. Einige Menschen haben sogar einen Werbespot daraus gedreht. „Wir werden euch ein privates Mantra geben." Da gibt es nichts Privates. Wir sind so offen wie das Tageslicht. Das gibt es nichts Privates, keine Einführung, gar nichts. Geht einfach los und bekommt es. Nehmt eure Sinne zusammen und alles Übrige wird sich zusammenfinden.

AKTION UND REAKTION SIND KARMA.
DHARMA IST, WENN DU ÜBER DEM KARMA STEHST.

Ihr könnt entweder 200 Millionen Dingen nachrennen und werdet niemals erhalten, wonach ihr strebt, oder ihr könnt einfach da sein, schwingen, und den Dingen erlauben, zu euch zu kommen. Seid das Maschinenhaus, seid der Magnet.

Gurucharan Singh: Könntest du bitte den Unterschied der Wirkung der Meditation auf die Nasenspitze, auf die Stirn, auf das Kinn und auf den Scheitel charakterisieren.

YB: Eines Tages müsst ihr körperlich sterben, und ihr wollt nicht als ein Geist da herumhängen. Die Mehrzahl von euch spirituellen Leuten hängt später als Geister herum. Wenn du als ein Lehrer herumspinnst, dann wird dein nächstes Leben das einer Küchenschabe sein.

Wenn du hier auf das Mondzentrum meditierst (die Kinnspitze), dann kontrollierst du alle deine Emotionen – gut, schlecht, richtig, falsch – kein Problem.

Wenn du auf die Nasenspitze blickst, dann erhebst du dich selbst in die Höhen. Du kannst das nicht einmal ermessen.

Wenn du auf das Dritte Auge in der Mitte der Stirn meditierst, dann beginnst du die Dinge klar zu sehen. Man nennt es „die Panoramashow", denn zum Zeitpunkt des Todes, das ist der Moment, in dem du alles sehen wirst – wie gemein du warst, wie kriecherisch du warst, wie verrückt du warst, alles.

Wenn du dich auf den Scheitel, auf die Krone des Kopfes konzentrierst, dann bist du im Begriff von diesem Punkt auszugehen. Wenn du dich dahin konzentrierst, dann wird dein Ausgehen klar sein, kein Karma. Du gehst da hinaus, gerade, einfach, weg, beendet. Kein Karma.

So, was sind also diese Punkte? 1. Das Kinn. 2. Die Nasenspitze. 3. Das Zentrum des Dritten Auges. 4. Das 10. Tor. Ist das klar? Der vierte Punkt ist der Ausgangspunkt. Ich werde euch erzählen, wie das Sterben geht. In dem Moment, in dem ihr wisst, dass eure Zeit gekommen ist, dann beginnt ihr die Panoramashow zu sehen. (Yoga Bhajan zeigt auf den Punkt des Dritten Auges.) Blickt dann sofort auf das Kinn, um euren Verstand zu klären; geradewegs in einer Sekunde. Manchmal werdet ihr das schon 3 Minuten vorher wissen, und manchmal sind es nur 30 Sekunden vorher. Aber ihr müsst 30 Sekunden bekommen. Da gibt es keinen Weg, dass das Schicksal nicht mit euch wäre, wie hilflos eure Lage auch aussehen sollte. Konzentriert euch für ein, zwei oder drei Sekunden auf das Kinn. Dann habt ihr immer noch 27 Sekunden. Wirklich. Und dann konzentriert euch auf die Nasenspitze, um euch selbst emporzuheben. Danach konzentriert euch auf den Punkt des Dritten Auges und begreift klar, wie verkommen ihr seid und wie recht ihr seid – das spielt keine Rolle. Und dann bittet in einem Gebet, dass ihr aufrecht gehen sollt. Dann konzentriert euch auf den Scheitel des Kopfes, das Kronenzentrum, das 10. Tor, und ihr seid gegangen. Dieser weiche Punkt auf dem Schädel, wenn ihr ein Baby seid, das ist das Tor zum Ausgang. Ihr solltet das Meditieren auf diese Punkte in dieser Reihenfolge üben. Ihr müsst üben. Ihr müsst üben.

FRAGE: Wenn du die Panorama...

YB: Im Panorama wirst du 3 Sekunden bekommen, um dein ganzes Leben zu sehen, und wie gemein du warst, wie aufrecht du warst, wie falsch du warst. Gut und schlecht, das ganze Gleichgewicht wird vor dir stehen. Innerhalb von 3 Sekunden. Wie selbstsüchtig du bist, wie verhaftet du bist. Erst das Panorama – dann, danach, der Ausgang.

Im Siri Guru Granth gibt es ein Shabad[4]. Darin ist beschrieben, als was du wiedergeboren wirst, wenn du im letzten Moment darüber nachdenkst. Dieser Vers ist wirklich gut. Er sagt einfach: „Wenn diese Karte das bedeutet, dann bist du im Begriff jenes zu erhalten." Und dabei zögert er keine Sekunde. Also schaut ihn euch an. Ich denke, die Versammlung kann den Shabad nehmen und zirkulieren.

FRAGE: Sollte das in irgendeiner Weise mit deinem letzten Atemzug synchronisieren?

YB: Du konzentrierst dich einfach; es wird alles geschehen. Gott ist sehr barmherzig. Er will nicht, dass die Leute hier als Geister herumhängen und darin fortfahren, dies und das zu tun und zu erzeugen und zu geben und all das. Er mag auch das Karma nicht. Aktion und Reaktion sind Karma. Dharma ist es,

---

[4] Der Shabad aus dem Siri Guru Granth, auf den sich Yogi Bhajan hier bezieht, ist am Ende des 1. Teils dieses Vortrags als Anhang zu finden.

wenn du über dem Karma stehst. Du handelst nicht oder reagierst – du erstehst wieder auf zum Leben.

Hat irgendjemand den Artikel hier, den ich heute geschrieben habe? „Die Theorie der Reinkarnation?“ Habt ihr das? Ich habe es heute geschrieben. Dieses Papier enthält das Wissen von 5 000 Jahren und von Hunderten und Tausenden von Büchern. Ich werde es euch jetzt einfach vorlesen.

DIE THEORIE DER REINKARNATION

SIRI SINGH SAHIB, YOGI BHAJAN – 17. JUNI 1994

Die Theorie der Reinkarnation ist die Theorie von Ursache und Wirkung, „Awa Gavan“, des Kommens und Gehens. Sie ist nach dem Zeugnis aller Schriften 5 000 Jahre lang erklärt und bewiesen und entspricht, wissenschaftlich gesehen, Newtons 3. Gesetz der Kraft – „Jede Aktion hat eine Reaktion, entgegengesetzt und in gleicher Stärke.“

Der Mensch hat das Zeitmaß entwickelt und den Raum in Länge und Breite geteilt. Wenn du in irgendeiner Sekunde Zeit an einem bestimmten Ort nach Länge und Breite eine Ursache auslöst und sie nicht vollendest und deren Wirkung erfährst, dann musst du im nächsten Leben reinkarnieren, um diesen Zyklus abzuschließen. Das ist es, wie unbewusste und Vortäuschenderweise religiöse, unrealistische Leute einen Zyklus von Leben, Tod und Wiedergeburt erzeugen.

Manchmal halten uns unsere Emotionen, unsere Gefühle, unsere vielfältigen Gewohnheiten, der Druck unserer Umgebung, der Druck unserer Bezugspersonen, die Erfahrung der Vergangenheit, die Schwäche des Momentes und die Furcht vor morgen auf. Das geschieht einfach, dass wir begreifen, was der Aufenthalt für uns bedeutet, denn Gott ist kreativ und die kreative Energie ist grenzenlos.

Wenn wir, die Mikro-Götter, eine Ursache bedingen oder eine Sequenz starten, und sei es nur durch unsere Gedanken allein, können wir eine komplette Inkarnation bedingen, diese Sequenz zu vollenden. So einfach wie ein Spermatozoon mit einem Ei ein ganzes menschliches Wesen bewirkt, so ist es wirklich sehr einfach zu begreifen, wie ein Gedanke, ein Raum, eine Inkarnation bewirkt.

Wir, die wir auf unserem Weg in das Wassermann-Zeitalter uns befinden, müssen die großartige Möglichkeit unserer eigenen Reinkarnation begreifen. Das ist schwer, sodass wir es vielleicht nicht wahrnehmen. Ein höchst verfeinertes Leben mit Tiefe und Feinheit ist die Realität, aber weil wir Menschen sind, ziehen wir es vor, unerweckt zu bleiben.

Im Äußersten haben unsere Ursache und Wirkung grenzenlos zu sein. Darin liegt unsere Erfüllung. Aber durch unser unvollständiges Denken laden wir unser Unter- und Unbewusstes auf und verursachen, dass das Unbekannte es für uns auf unsere Weisung hin ausführt. So ist es, dass wir unsere nächsten Reinkarnationen durch das Säen der Samen, die Frucht tragen, bewirken.

Wie auch immer – da gibt es eine Hoffnung, nämlich wenn wir in einem Zustand des Einsseins meditieren und uns in das Mantra der *Tattwas*, „Sa-Ta-Na-Ma“, einstimmen, oder auf das Mantra des *Tresha Guru*, „Wahe Guru“, oder auf das Mantra des *Ik Sharee*, das Wort aus einem Klang, wie z. B. „Jehova: Yaa“, „Halleluja: Haa“, „Laa-Allah: Laa“, „Raiama: Raa“ etc.

Mit diesen Mantras löschen wir die Akascha-Chronik von Ursache und Wirkung. Das kann jedoch nur passieren, wenn der Planet Erde und das Selbst die Zwielichtzone von Zeit und Raum passieren. Das geschieht jeweils von 4 bis 7 Uhr früh und 4 bis 7 Uhr abends, entsprechend der örtlichen Länge und Breite. Am Morgen nennen wir diese Zeit die *Amrit Vela*, die ambrosischen Stunden, und am Abend nennen wir es die *Sansia Vela,* die Gebetszeit. Jede Meditation, die wir im Zustand des Einsseins zu jener Zeit tun, gibt uns ein klares

Morgen und löscht die Ursache von Leid, das wir durch unsere Gedanken säen. Durch Meditation bleiben wir ausgelöst. Man nennt das „Mokshaa“ oder „Nirvana“ oder „Erlösung“ oder „Befreiung“. Und das ist die Mechanik, nach der das Gleichgewicht am Ende unser Verlassen von diesem Planeten und unsere Vereinigung mit Gott und unseren nächsten Körper, unsere Reinkarnation, bedingt. Das ist in seiner Essenz die Vervollständigung und Erklärung der Theorie von Ursache und Wirkung, der Theorie der Reinkarnation, der Theorie der Akascha-Chronik oder „Awa Gavan“.

WENN DU IN DEINER ANMUT LEBST, WIRD DAS GANZE UNIVERSUM VOLLER ANMUT SEIN. UND WENN DU DANN IN DEINEM LETZTEN MOMENT IN ANMUT BETEST, WIRST DU DIE ANTWORT ERHALTEN.

FRAGE: Könntest du zwischen vier und sieben in der Früh dein Sadhana machen und denselben Effekt haben, wie wenn du es am Abend zwischen vier und sieben machst?

YB: Am Morgen geschieht es, dem Tag zu begegnen. Die Nacht ist, dem Tod zu begegnen.

Wie du deinem Tod begegnen wirst, hängt davon ab, wie viel meditative Energie du in der Zwielichtzone des Abends entwickelt hast. Wie du aber deinem Tag, deiner Klarheit oder deinem Raum in allem begegnen wirst, das hängt von deiner Meditation in den ambrosischen Stunden ab. So einfach ist das.

FRAGE: Sir, wenn wir das „Waah Yantee“-Mantra singen, dann sagen wir, „Treshaa Guru“; was bedeutet das?

YB: Treshaa Guru. Treshaa Guru. Treshaa Guru ist Brahma, Vishnu und Mahesh. Das sind die Bezeichnungen für den Schöpfer, den der erhält, und den der vollendet. Das ist ihr persönliches Mantra. „Waah Yantee, Kar Yantee, Jag Doot

Pati, Ithe Waahaa, Brahmaa Deh, Treshaa Guru, Ithe Waahe Guru."

Treshaa Guru bedeutet Brahmaa, Vishnu, Mahesh. Wie im Japji sagt man: „Aykaa maa-ee jugat viaa-ee, tin chaylay parvaan." Tin. Tin bedeutet drei. Es ist die gleiche Dreiheit. Vater, Sohn und Heiliger Geist. Es ist das Yin, das Yang und das Selbst. Yin und Yang ist eine großartige Theorie des Gleichgewichtes. Aber dabei wurde das Selbst vergessen. Yin und Yang sind in einem Dreieck. Yin, Yang und das Selbst. Klingt das nicht vernünftig?

FRAGE: Sir, Sie haben gesagt, dass wir ursprünglich sechs Gurus waren und Treshaa Guru ist einer davon. Wie verhält es sich damit?

YB: Es waren sechs Gurus, die die Erde bereitet haben. Das Wissen. Da gibt es sechs Schulen des Denkens, sechs Gurus und sechs Wege. „Che ghar, che gur, che upadesh." Das ist in Ordnung. Aber drei sind die Inkarnation Gottes, und diese drei werden Treshaa Guru genannt. Das ist die Dreifaltigkeit des Menschen. Es ist die Dreifaltigkeit Gottes. Und deswegen nennt man es Treshaa Guru.

FRAGE: Wenn jemand am Ende ist, am sterben, funktionieren diese Dinge dann auch für den?

YB: Wenn er es selbst vollzieht.

FRAGE: Aber wenn jemand ihn führt?

YB: Nein! Führen in dem Augenblick bedeutet, dass du „Akaal" singst. Du singst die Unendlichkeit. Du bringst die Unendlichkeit auf die Erde. Wenn du nicht willst, dass dieser Mensch leidet, dann singe „Akaal".

FRAGE: Gibt es da eine Technologie, die den Menschen mitzuteilen ist?

YB: Ich bin durch alles hindurchgegangen. Ich habe den Buddhismus erlernt, ich lernte den Schintoismus, ich lernte das Tao, ich lernte den Islam, ich lernte den Judaismus, ich lernte alles. Ich habe gelernt, dass da nichts zu lernen ist. Alles was es gibt, ist die Übung. Nach diesem langen Pfad des Lernens und nachdem ich eine Hölle der Zeit durchwandert habe, fand ich heraus, dass alles in Anmut und Würde liegt. Wenn du in deiner Anmut lebst, wird das ganze Universum voll Anmut sein. Und wenn du in deinem letzten Moment in Würde betest, wirst du die Antwort erhalten. Da gibt es kein Problem. Ich habe das herausgefunden, nachdem ich jahrelang herumgehetzt bin. Das soll euch nicht beschieden sein. Was immer die Buddhisten machen, was immer die Sikhs tun, was die Moslems tun, sie tun, was sie wissen. Ihr seid ein Schüler der Unendlichkeit und ein Lehrer der Unendlichkeit. Ihr sollt tun, was ihr zu tun habt. Wenn ihr nicht tut, was ihr zu tun habt, dann seid ihr blödsinnig. Und das ist nicht die Art und Weise es zu betrachten. Wir können die Seele nicht auf irgendeine Reinkarnation begrenzen. Dieses letzte Leben, das wir durchschreiten, soll die grenzenlose Freiheit bringen. Wir sind die Söhne und Töchter von Akaal, der Unendlichkeit, der Unsterblichkeit.

FRAGE: Also gibt es keinen anderen Weg, einem Menschen, der stirbt, zu helfen?

YB: Singe einfach „Akaal“, direkt an der Seite dieses Menschen. Hilf ihm heraus. Letzte Nacht bekam ich einen Telefonanruf. Der Vater eines Menschen war in Not und ging ständig hinein und heraus. Ich sagte: „Oh, okay, ich danke dir sehr für deinen Anruf. Meditiere einfach, es wird alles in Ordnung sein. Und so war es.

Gib einem Menschen Freundlichkeit, und du verdienst Freundlichkeit. Gib einem Menschen Größe, und du verdienst Größe. Sei rein im Umgang mit dem Menschen, du erlangst das Reinsein. Gib Süße allen Menschen, sie wird sich vermehren. Man nennt das „Karma“.

Du kannst es auch still tun. Sprich einfach: „Akaal!“ (Yogi Bhajan spricht ganz leise, als sei er außer Atem.)

FRAGE: Wenn jemand am sterben ist und du ihm hilfst, bist du dann in irgendeiner Weise damit verbunden?

YB: Du bist verbunden mit ihrem Tode. Um huh.

FRAGE: Wenn du mit dem Sterben eines Menschen verbunden bist, bekommst du irgendein Karma dadurch?

YB: Nein, nein, nein. Wenn jemand stirbt und du bist mit diesem Tode verbunden, dann bist du in der Güte Gottes, nicht wahr? „God, Good and Goods“ – kennst du mein Buch „72 Stories auf God, Good and Goods“? Hast du das gelesen? Da drin ist eine Geschichte. Wenn du willst, dass ein Mensch da hindurchgeht, dann setz dich auf deine eigene Shushmana, die Durchgangsstraße deines Lebens, und dann singe „Akaal“.

Wir haben nicht diesen Bart gemacht und das Haar und all das. Das ist „Akaal Moorat“ – das ist das Werk des künstlerischen Gottes. Das ist es, woran wir glauben. Es liegt nicht daran, dass wir voll Furcht wären, zu einem Friseur zu gehen. Nein, das sind wir nicht. Es ist auch nicht, dass wir Bärte mögen oder nicht mögen.

Technisch wird in dem Moment deine Verbindung mit Akaal, deine Essenz, durchkommen. Und wenn du das singen wirst, gibst du der anderen Person Freiheit. Als Folge davon verdienst du Freiheit. Wo ist der Verlust dabei? Daran ist nichts falsch.

Gib einem Menschen Freundlichkeit, und du verdienst Freundlichkeit. Gib einem Menschen Größe, und du verdienst Größe. Sei rein im Umgang mit dem Menschen, und du erlangst Reinheit. Gib einem Menschen Süße, und sie wird sich vermehren. Man nennt das „Karma“. Karma ist nicht, was du <u>tust</u>. Karma ist, was du mit anderen verdienst.

Da war jemand sehr wütend auf mich. Ich sagte: „Tu, was du willst, aber bitte schreie keine Schimpfworte nach mir." Er sagte: „Warum nicht?" Ich sagte: „Dann kann ich dir nicht helfen. Sag irgendein schlimmes Wort zu mir, und der Eine, der mich liebt, wird dich in Stücke reißen; dann bin ich nicht mehr daran beteiligt. Ich warne dich. Sei freundlich zu mir." Er sagte: „Ich bin sehr zornig auf dich." Ich sagte: „Sag, was du willst. Mache Gesten mit den Händen. Tu, was du willst, aber sprich kein Wort. Wenn du ein falsches Wort sprichst, dann wird es über dich kommen." Und ich sah ihn gehen. „Umm, yeeeeaaaa (Yogi Bhajan macht mit den Händen Gesten von Ärger und Enttäuschung.)" Ich sagte: „Das ist nett. Das ist gutes Verhalten. Das ist in Ordnung. Ich kann das tolerieren. Ich segne dich. Aber sage kein Wort."

Ein Wort ist ewig. Ein Wort wird Akascha-Chronik.

FRAGE: Wie steht es um die Gedanken?

YB: Gedanken sind Handlung und sind dasselbe Ding. Das ist der Grund, warum wir sie mittels der Meditation auszulöschen haben. Das ist der Grund, warum ich dieses Papier geschrieben habe, weil nämlich eine Menge Leute in Bezug auf Ursache und Wirkung sehr verwirrt sind.

FRAGE: Für lange Zeit habe ich den Buchstaben „D" des Wortes G-O-D, Gott, als „Destroyer – Zerstörer" erläutert gefunden. Und jetzt sagst du, es ist der „Deliverer – Vollender". Könntest du über diese zwei Aspekte hier etwas sagen?

WAS IMMER DU SEIN WILLST, SEI ES EINFACH, UND ERFAHRE ES. DAS BEDEUTET WISSEN. DAS LEBEN EINES, DER GELERNT HAT, IST DAS HÖCHST FRIEDVOLLE LEBEN.

YB: Shiva. Shiva ist auch der Vollender. Was du nicht vollenden kannst, wird dich zerstören. Wenn du dich selbst einen Lehrer nennst und du vollendest dich selbst nicht als Lehrer, so wirst du zerstört. Wenn du sagst, du bist ein Mann Gottes, und du gibst den Menschen nicht Gott, werden sie dich töten.

Die Menschen werden sich vor euch verbeugen und euch grüßen, aber wenn ihr sie nicht vollendet, werden sie hinter euch her sein. Das ist die automatische Folge von Ursache und Wirkung. Ihr seht wie ein Heiliger aus, seid wie ein Heiliger, handelt wie ein Heiliger und segnet wie ein Heiliger – Gott wird durch euch kommen.

Da gibt es keine Behinderung in dieser Welt. Da gibt es keine Schuld. Wir alle sind Bambusröhren. Setzt sie in den Strom und liefert das Wasser aus – vollendet das Wasser. Ihr solltet nicht irgendwelche Zweifel in Bezug auf euch selbst haben. Ob ihr richtig oder falsch seid, ob ihr gut oder schlecht seid, setzt euch nieder und sprecht, „Ong Namo ..." Lasst es gehen.

Das ist es, was „Ang Sang Wahe Guru" bedeutet. In jedem Glied ist Gott. Gott ist euer Schöpfer. Ihr seid das Geschöpf. Und ihr handelt mit der Schöpfung. Da sollte es kein Problem geben. Verbindet euch einfach nicht mit Problemen, und sie werden verschwinden.

Ihr denkt, ich habe keine Probleme? Ich habe noch mehr Probleme; ich habe eure Probleme, meine Probleme, die Probleme der Zukunft und die Probleme der Vergangenheit. Tatsache ist, dass, wenn du dich nicht mit ihnen verbindest, es kein Problem gibt.

FRAGE: In einem deiner Bücher empfiehlst du, die mystische Kabbala zu lesen. Und obwohl ich nicht in der jüdischen Tradition geboren wurde, habe ich sie gelesen. Viele meiner Freunde haben mich entmutigt und mir gesagt, dass ich verrückt sei, und so bin ich jetzt verwirrt.

YB: Da ist nichts Falsches daran, all die mystischen Dinge zu kennen. Du bist nicht verrückt. Die Kabbala ist eine sehr einfache Wissenschaft des Kundalini Yoga, aber sie ist ein wenig verdreht.

Eine besonders schöne Sache, die ich getan habe, ist die, dass ich dieses Kundalini Yoga nicht mit irgendeinem ich, uns, wir, Sikhismus, mit gar nichts, verbunden habe. Ich habe es von jedem „Ismus" freigehalten. Ich habe es gegeben, wie es ist. Es wird den Sikh schaffen. Es wird die Reinheit und Frömmigkeit Gottes erschaffen. Das ist sein Problem, nicht meins. Aber ich habe es erhalten, wie es ist. Also lerne aus und lese die Kabbala; darin sind eine Menge von Dreiecken. Ich habe keine Zeit, durch all diese Dinge zu gehen, also will ich, dass du lernst. Sieh, wie viele üble Dinge es gibt. Ihr müsst lernen, einfach einen Schritt zu springen, und wenn ihr sie seht, dann sagt: „Oh, das wusste ich bereits."

Du bist nicht verrückt. Du gehorchst deinem Lehrer. Lies sehr gut. Meistere sie gut. Denn dann wirst du darin eine vergleichende Studie finden, und du wirst sehr erhoben sein. Du wirst in der Lage sein, sie zu diskutieren.

Einmal kam jemand zu mir und sagte: „Ich bin ein Christ, ich kann dir nicht folgen." Ich sagte: „Wer in Teufels Namen will, dass du mir folgst?" Er sagte: „Ich will Christus folgen." Ich sagte: „Los, dann tu es. Geh hin und faste 40 Tage mit Wasser." Er fastete 27 Tage. Ich sagte: „Siehst du?" Er sagte: „Ich bin jetzt sehr schwach und rein und erleuchtet und all das." Ich sagte: „Dann tu, was Christus tat. Nimm das Buch und lies es. Mach weiter. Du sagtest, du folgst Christus? Folge Christus genauso, wie es ist. Nenn dich nicht selbst einen Christen."

Wisst ihr, wo ich gute Christen gefunden habe? Auf dem Friedhof. Oh ja, sie sind dort aufgereiht und tragen das Kreuz. Sie geben niemals auf. Als sie noch lebendig waren, haben sie sich nicht darum gekümmert. Ist das nicht wahr? Das ist der Grund, warum ich immer, wenn ich einen Friedhof passiere, grüße. Sie sind bereit, dort mit einem Kreuz zu liegen und zu warten, aber sie waren nicht willens, es zu leben, als sie am leben waren. Versucht einmal, das zu verstehen.

DARUM HABT IHR ZU MEDITIEREN, UM DIE CHRONIK ZU BEREINIGEN UND DIE BALANCE AUSZUGLEICHEN. BEZAHLT NICHT MIT UNGEDECKTEN SCHECKS.

Der Judaismus ist darauf gegründet, und später haben sie es verdreht. Das Christentum hat das Reinkarnationskapitel herausgenommen. Ihr wisst, alles passt ihnen. Darum bemühen wir uns, euch zu erziehen, denn früher oder später werden alle Religionen hereinströmen. Was also werdet ihr tun, wenn ihr es nicht wisst? Besser ihr bereitet euch selbst vor.

Was immer ihr sein wollt, SEID ES einfach und erfahrt es. Das ist es, was Wissen meint. Das Leben dessen, der gelernt hat, ist das höchst friedvolle Leben.

FRAGE: Sir, wenn jemand es vorzieht, einfach zu meditieren, ohne den Puls des Naad und des Wortes, wobei das Naad die Reinigung der Akascha-Chronik bewirkt, in welchem Zustand wird er enden?

YB: Ich werde dir sagen, was das ist. Siehst du das? Das ist ein Becher. (Yogi Bhajan hält einen Pappbecher in die Höhe.) Ich trinke daraus. Nun, was passiert?

PERSON: Nichts. Er ist leer. Du hast einen schönen leeren Becher.

YB: Es wird dir schöne leere Gedanken geben. Es funktioniert nicht. Das ist das Problem. Du hast einen Bogen, aber du hast keinen Pfeil, und du sagst: „Wooo ...“ (Yogi Bhajan macht die Geste von einem Menschen, der die Bogensehne spannt und dann die Hand sinken lässt, weil er keinen Pfeil hat.), und das bedeutet gar nichts. Der andere Mensch sagt: „Was?“

Ohne Projektion ist da gar nichts. Irgendetwas muss aber darinnen sein.

FRAGE: Sir, könnten Sie bitte etwas über Ida und Pingala ausführen?

YB: Dieses linke und rechte Ding? Wenn ihr meditiert, dann beginnt es zu stimulieren, und der Angelpunkt ist die Shushmana. In dem Moment, in dem ihr euch selbst konsolidiert, dann wird diese Kraft zu durchdringen beginnen, nicht indem sie aufsteigt, sondern indem sie absteigt. Wenn die Chakren aufwärts durchdrungen werden, das nennt man Leben. Wenn die Chakren rückwärts durchdrungen werden, rückläufig, das nennt man „Ekstase".

GURUCHARAN SINGH: Wo ist die Verbindung zwischen der Empfindung über den Strahlenkörper und dem Verhältnis von Fett und Protein im physischen Körper?

YB: Manchmal, wenn du empfindest und diese Empfindungen nicht durch Meditation verbrennst, dann endest du am Ende sehr, sehr schweinemäßig fett. Ihr kennt all die übersinnlich begabten Leute, wirklich gute, die sind einfach wie Ballons. Viele spirituelle Lehrer sind sehr fett. Habt ihr diesen Mann, Hall, oder wie ist doch gleich sein Name, gekannt?

PERSON: Manly Hall.

YB: Manly Hall? Habt ihr ihn mal körperlich gesehen? Er hat Elefantiasis. Er war einfach so dick wie ein Elefant. Seine Beine und sein Körper waren riesenhaft. Aber er war ein großer Mystiker. Er hat das Beste der Welt geschrieben. Also müsst ihr meditieren, um die Chronik zu bereinigen und die Balance auszugleichen. Zahlt nicht mit ungedeckten Schecks.

FRAGE: Könnten Sie die Differenz zwischen Kundalini Yoga und den, wie Sie sagten, 22 übrigen Yogas charakterisieren?

YB: Oh, da gibt es Karam Yoga, Giaan Yoga, Hatha Yoga, Yoga Yoga, Mein Yoga, Dein Yoga, Unser Yoga.

FRAGE: Was macht Kundalini Yoga zu *Kundalini Yoga*?

YB: Oh, das ist das Ziel des Lebens, die Kundalini zu erheben. Ich denke, alles Übrige ist einfach Beiwerk.

EURE AUFGABE IST ES, ZU BEOBACHTEN. IHR SEID DER SUPERVISOR. IHR SEID NICHT DER ÜBENDE. DAS IST DER GRUND, WARUM IHR ALS LEHRER HÖHER SITZT, DASS IHR ÜBERBLICKT, WAS DA VOR SICH GEHT. DAS IST EURE VERANTWORTUNG.

Es war nicht meine Idee in die Vereinigten Staaten zu kommen, um aus euch Leuten Geld zu verdienen und ein großer Lehrer zu werden. Meine Idee war es, in die Vereinigten Staaten zu kommen, und euch zu Lehrern zu machen, weil ihr alle Christen seid. Inder werden euch nicht geradeheraus lehren. Punkt. Ihr seid Unberührbare. Ihr seid Untermenschen. So wie sie in manchen Kirchen den Schwarzen den Eintritt verwehren – ihr erinnert euch? Als ich also, am Flughafen arbeitend, die Westtouristen sah, wie sie tonnenweise Geld ins Land brachten und leer nach Hause zogen, beschloss ich bei mir, dass, wenn ich jemals so weit käme, ich Lehrer machen würde, die nach Indien zurückgehen und lehren. Das ist es, woran ich arbeite. Ich habe meine eigene Absicht. Wenn Gott mir Leben gibt, gehe ich hin und mache Lehrer, die das ganze Universum in der Wissenschaft des Bewusstseins und des Einsseins unterrichten. Das ist Kundalini Yoga. Weil ich etwas gelernt hatte, dachte ich: *Lass mich teilen.* Jeder kündigte mir drohend an: „Oh, das ist gefährlich. Tu das nicht.“ Ich sagte: „Oh, das ist gefährlich? Nun, ich werde sehen.“ Das Essen einer Banane kann gefährlich sein – was soll ich mich sorgen?

FRAGE: Du hast uns das Yoga gelehrt und uns sehr spezifische Folgen von Übungen und Übungssets gegeben. Wird jetzt von uns verlangt, dass wir exakt auf die gleiche Art und Weise, wie du es uns gelehrt hast, lehren, mit denselben Sequenzen und denselben Sets?

YB: Ja, wenn ich euch sagte: „Geh nach Santa Fe, dann geh nach Espanola," dann versucht nicht nach Espanola zu hüpfen, weil Santa Fe nicht ignoriert werden kann.

Sequenzen und Konsequenzen sind für den Rhythmus. Das ist der Grund, warum wir diese Klassen genauso unterrichten, wie sie sind. Wenn ich sage, dass wir im Begriff sind, das dritte bzw. das vierte Chakra zu beeinflussen, dann wisst ihr, dass wir dies, dies, dies tun werden. Wenn ihr euch jene Bänder anhört, dann sind sie spezifisch und von vornherein definiert. Es ist nicht so, dass ich einen Traum habe und das träume. Nein, wir wissen, wie wir zu gehen haben, und was zu tun ist. Und das ist es, was wir tun.

FRAGE: Wie steht es mit den Zeiten der Übungen?

YB: Das hängt davon ab, wie ich mich fühle; manchmal bin ich sehr müde. Ich will schnell nach Hause. Ich setze meine eigene projektive Energie ein und mache es kurz. Bei anderen Gelegenheiten will ich, dass ihr eine tiefe Erfahrung habt und weit ausgreift, und dann bleibe ich einfach etwas länger. Das hängt davon ab. Es ist das Paradies des Lehrers. Es ist so, wie ihr es machen wollt. Das ist meine Erfahrung, wie ich fühle. Und das ist es, wie ich es tue.

FRAGE: Bedeutet dass, dass wir ein Set kürzen können, wenn wir z. B. nur 45 Minuten Unterricht haben?

YB: Wenn du einfach den Unterricht verkürzt und den Menschen nicht genug gibst, dann werden sie dich eben verfluchen, Mann.

FRAGE: Einige der Klassen haben sehr, sehr lange Übungen; kann man die Sets beibehalten, aber die Übungslänge verkürzen?

YB: Hört euch diese Idee an. Was wir euch lehren, ist die Länge, derer es bedarf. Ihr könnt das verkürzen oder verlängern, aber sagt es dazu. Wenn wir die Klasse verkürzen, sagen wir: „Okay, wir sind im Begriff 3 Minuten zu arbeiten." Ich tue das, warum nicht? Ich sage: „Die heutige Klasse wird 9 Minuten dauern. Aber es ist so hart, und ich hoffe, ihr werdet es mit mir ertragen." Und ich unterrichte jede Übung nach der Uhr für exakt 3 Minuten. Und danach brauchen wir 2 Stunden, um die Leute aus dem Yoga-Zentrum zu kriegen. Die Frage ist, welche Psyche ihr auf welche Frequenz bringt und mit welcher Kraft ihr projiziert. Es ist des Lehrers Paradies, das zu verkürzen, wie du willst.

FRAGE: Wie steht es damit, mit deinen Schülern Yoga zu machen, während du unterrichtest, während du mit ihnen über die Übungen zur selben Zeit sprichst?

WIR HABEN EIN SELBST; UND DIE
VERFEINERUNG DES SELBST GESCHIEHT NUR DURCH DAS SELBST.

YB: Du willst die Übungen mit ihnen machen? Das ist ganz lieb, aber wer wird nach diesen Menschen gucken, wenn du mit deinen eigenen Übungen beschäftigt bist, und sie irgendetwas anderes machen? Deine Aufgabe ist es zu beobachten. Du bist der Supervisor und nicht der Übende. Das ist der Grund, warum du als ein Lehrer höher sitzt, sodass du überblickst, was geschieht. Das ist deine Verantwortung. Du bist verantwortlich für die Uhr.

FRAGE: Was ist Rebirthing? Viele Leute geben an, es zu betreiben.

YB: Da gibt es Millionen und Abermillionen von Gags, von den Menschen Geld zu bekommen. Ich habe dazu keine Kommentare. Jeden Tag gibt es diesen oder einen anderen Unsinn, und die Leute glauben es, sie schwören darauf. Und wenn du zu viel mit ihnen sprichst, dann bringen sie noch mehr Freunde da hinein. Und am Ende wird dir diese Summe auf deinem Konto fehlen.

Leute aus der Scientology sind meine besten Freunde. Ich will sagen, wir sprechen, setzen uns hin und sie verlangen Geld, und ich missbillige nicht, dass sie Tausende von Dollar berechnen. Es kostet etwa 25–30 000 Dollar. Das ist, weil du, Mensch zu Mensch, für 8 Dollar pro Stunde an einem E-Meter sitzt, an diesem Lügendetektor, und du willst es Mensch zu Mensch. Du musst diesen Mann bezahlen. Er ist ein Techniker. Ein Techniker verlangt 20 Dollar die Stunde. Warum nennst du Scientology schlimm? Du bist reich, du bezahlst, geh da hindurch. Daran ist nichts Falsches. Aber am Ende fehlen dir 25–30 000 Dollar. Was für eine Wissenschaft haben sie? Ihre Wissenschaft ist sehr einfach. Du sprichst, sie fordern dich heraus, und das E-Meter teilt mit, ob du lügst oder nicht. Du verstehst, wovon ich rede? Sie fordern dich heraus, und du gewinnst. Sie fordern dich, und du sprichst wieder, bis zu dem Zeitpunkt, wo nichts mehr in dir drin ist, außer dass du sagst: „So ist es eben." Dann sagen sie: „Das Meter sagt, du sprichst die Wahrheit." Versteht ihr, was ich meine? Menschen zahlen einfach so viel Geld, um ihren Biorhythmus zu sehen, um ein Biofeedback zu bekommen. Versteht ihr das?

Kürzlich gab es da ein neues Ding. Sie setzen sich eine Brille vor die Augen und du wirst ein Supermann. Solange der Mensch lebt, werden alle möglichen Gags, Maschinen, Prozeduren, wird die Persönlichkeit durchkommen. Damit haben wir nichts zu tun. Wir haben ein Selbst. Und die Entwicklung des Selbst geschieht nur durch das Selbst.

FRAGE: Sir, wenn du Kundalini Yoga unterrichtest, kannst du dann irgendeine Musik spielen, und wenn, was für eine Art von Musik?

YB: Musik ist hilfreich, wenn dein Geist nicht frei ist oder die Klasse ihrer bedarf. Es ist eine Hilfe. Musik ist sehr hilfreich. Das ist der Grund, warum du manchmal den Gong spielst, um dich aus dem Schloss, aus dem Netz des Planeten Erde hinauszuschmettern. Wir tun das. Wir schlagen den Gong.

FRAGE: Kann man auch New Age oder Entspannungsmusik verwenden oder nur Mantras?

YB: Mantras? Einige Leute wollen den Klang des Wassers verwenden. Warum geht ihr nicht einfach in den Ozean und ersauft? Ich meine, ich kann diese Mätzchen nicht verstehen. Was zum Teufel macht ihr in der Klasse? Eine Yoga-Klasse bedarf der Erhebung, der Projektion durch eine solch exakte Kombination und Permutation der Worte, die geeignet ist, euch da hindurchzutreiben. Ihr braucht eine Rakete, um dieses Spaceshuttle zu betreiben, nicht war? Nun, was werdet ihr also unternehmen? Werdet ihr ein paar Ventilatoren dranschrauben und glauben, es wird abheben? Das ist falsch. Kundalini Yoga ist kein Popfestival, noch ist es ein Rock-and-Roll-Konzert. Es hat diese feinen Projektionen, durch die der Mensch nach innen zu gehen vermag. Wenn euer Interesse so groß ist, dass ihr etwas essen oder trinken wollt, oder was auch immer, geht und tut das irgendwo anders. Aber wenn ihr unterrichtet, dann seid in der Reinheit der Essenz, so wie es euch gelehrt wurde. Das ist positiv, und das ist gut. Das wird euch Ärger vom Halse halten, wird die Person aus den Schwierigkeiten heraushalten.

ICH SAGE NICHT, DASS EIN LEHRER ZU SEIN EIN LEICHTES ZIEL IST.
IHR HABT ZU LEBEN UND ZU GEBEN.

Habt ihr die christlichen Priester gesehen? Ich mag sie. Sie ziehen Hosen an oder Shorts oder was auch immer, aber wenn sie als Priester unterwegs sind, tragen sie ein ordentliches Gewand. Sie kleiden sich sorgfältig, sie tragen den

Kragen, sie tragen alles geordnet. Und sie benehmen sich einfach nett. Wenn du sie später auf der Straße triffst, dann erkennst du sie nicht einmal. Alles, was ihr habt, ist Disziplin. Das betrifft euch. Und wenn ihr das praktiziert und erfahrt, dann werden eure Schüler es automatisch besser machen. Das bedeutet, euch selbst lieben. Es ist ein sehr hartes Ziel. Ich sage nicht, dass Lehrer zu sein ein leichtes Ziel ist. Ihr habt zu leben und zu geben.

FRAGE: Yogiji, würdest du bitte erklären: „Jeder Aktion entspricht eine Reaktion, in gleicher Größe und entgegen gerichtet"?

YB: Das ist das dritte Newton'sche Gesetz der Kraft. Ihr könnt es im Physikbuch nachlesen. Das wird euch exakt mitteilen, was ihr verursacht, und dass ihr damit eine Folge beginnt, deren Konsequenzen ihr nicht aufhalten könnt. So einfach ist das. Und sie können euch all die Elemente darlegen, wie sie arbeiten, wie sie Moleküle formieren – die ganze lange Geschichte. Besorgt euch ein gewöhnliches Physikbuch. Verursacht einfach nichts, wenn ihr nicht für die Folgen bereit seid.

FRAGE: Gibt es da irgendetwas im Kundalini Yoga, das wir Kindern unter 13 Jahren NICHT lehren sollten?

YB: Ein Kind muss wachsen, und es muss zunächst die 11 Jahre erreichen. Ein bisschen Hatha Yoga, um es auf das Meditieren vorzubereiten, bevor es 11 Jahre alt ist, ist okay. Aber generell sind diese Übungen anstrengend und sie sollen gelehrt werden, wenn ein Mensch 11 Jahre alt ist und darüber. Darauf bestehen wir.

FRAGE: Gibt es eine Grenze, wie oft wir den Gong während einer Woche spielen sollten?

YB: Nein, das hängt von euch ab. Ich spiele einen Gong, wenn ich euch aus der Enge herausführen will. Wisst ihr, was ich meine? Ich bin mit den Dingen nicht sehr höflich. Ich will einfach tun, was ich tun will. Ich gehe, sehe die Klasse, sehe, in welchem Zustand sie ist, und ich unterrichte, wie ich will. Aber ich weiß, was ich tun will, ich habe es zu vollenden. Das weiß ich. Ich habe Klassen unterrichtet, als ich absolut, absolut krank war, und keine, wirklich keine Energie hatte. Und ich habe an dem Tag drei Klassen unterrichtet – wisst ihr, warum? Ich dachte, vielleicht ist dies der letzte Tag, an dem ich unterrichten werde, so lasst mich mein Bestes geben. Und ich habe eine wirklich gute Arbeit geleistet. Ich habe einen sehr entschlossenen Geist. Wenn ich einmal einen Entschluss gefasst habe, vermag nichts ihn zu ändern. Ich gehe zur Klasse, einfach um zu Lehren, und ich mache mit Gott einen Handel: „Hey, komm jetzt mit. Du bist es, du bist der Star, und ich bin nur die Fassade." Ich habe eine sehr gute Beziehung. Entwickelt eine sehr freundliche Beziehung zwischen euch und Gott.

HEILIGER GOTT,
DIES SIND DEINE KINDER. SIE SIND ENTSCHLOSSEN, DEINE LEHRER ZU SEIN, LEHRER, IN DEINEM NAMEN, ZUM DIENST DER MENSCHHEIT. GIB IHNEN DAS BEWUSSTSEIN, GIB IHNEN DIE STÄRKE, GIB IHNEN DIE WÜRDE, GIB IHNEN DIE DISZIPLIN, GIB IHNEN DIE ANMUT, DIE FÜLLE UND DEN SEGEN. GIB IHNEN ALLES, WAS SIE ZUM DIENST BRAUCHEN, ALLES, DESSEN SIE BEDÜRFEN, MENSCHEN ZU LEITEN. WIRKE DURCH SIE, KOMM DURCH SIE, UND SENKE DICH AUF SIE HERNIEDER, FORME SIE, LIEBE SIE UND SEI IN IHNEN. UM ZU KOMMEN, HABEN SIE AUS DEINER GÜTE VOR DIR GEDIENT. MÖGEN SIE GESEGNET SEIN.
SAT NAM.

ENDE DER ÜBERTRAGUNG – 6/17/94 (YB-191)

DREITEILIGE MEDITATION ZUR REINIGUNG DER SHUSHMANA

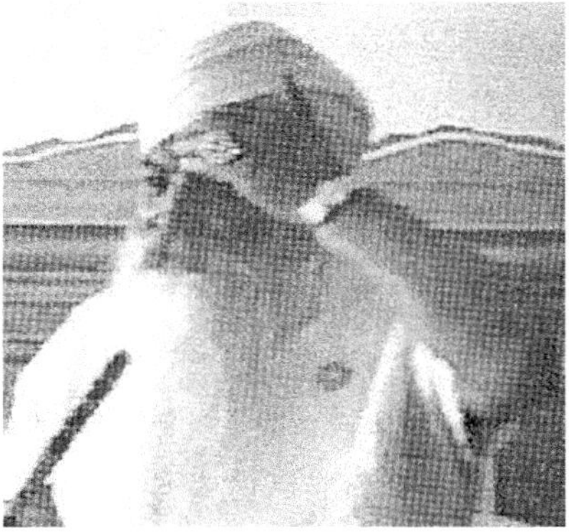

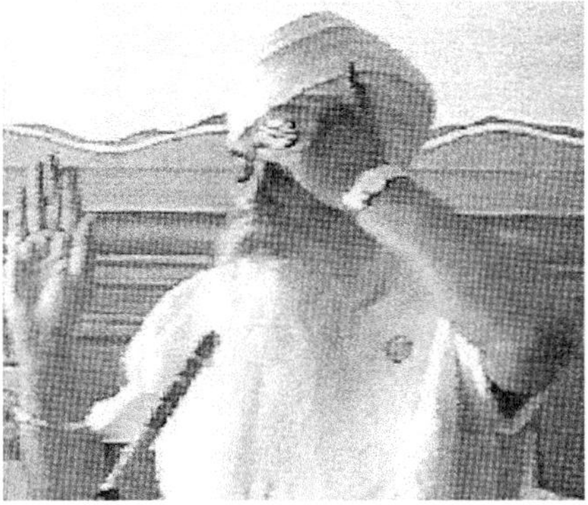

HALTUNG

TEIL I:

A. Linke Hand: Die Fingerspitzen der li. Hand werden zusammen, Seite an Seite gehalten und auf die Stirn in einer senkrechten Linie aufgesetzt. Dabei ruht der kleine Finger auf dem Ort zwischen den zwei Augenbrauen, während der Rest der Fingerspitzen in gerader Linie darüber zu liegen kommt. Dabei ruht die Spitze des Zeigefingers gerade unter der Stelle, an der der Turban seinen Winkel formt.

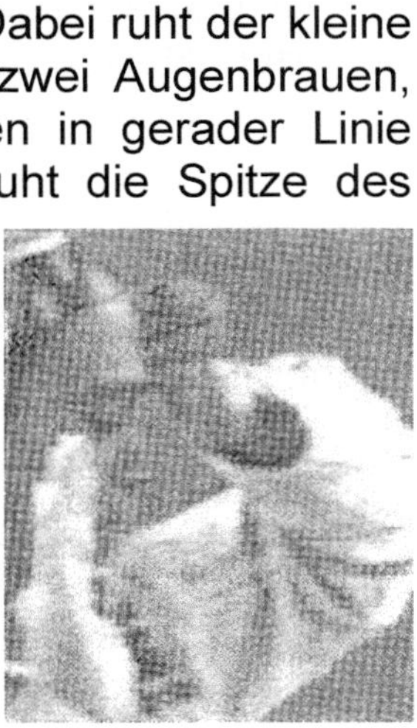

B. Rechte Hand: Der rechte Ellenbogen ruht gebeugt an der Seite des Körpers. Die rechte Handfläche wird in Höhe der rechten Wange so gehalten, dass sie nach vorne weist. (Gerade so, als ob du einen Eid leisten willst.)

AUGEN: Die Augen sind geschlossen und blicken auf die Kinnspitze, auf das Mondzentrum.
ATMUNG: Atme sehr langsam.
ZEIT: 11 Minuten.

TEIL II:

Die Meditation wird in derselben Haltung weitergeführt. Nach dem ersten Teil wird keine Pause eingelegt. Beginne damit, das Mantra „Har, Har, Har" auch in fortlaufender Folge monoton zu singen.
ZEIT: 11 Minuten.

TEIL III:

Beginne in derselben Haltung mit langem, tiefem Atem in der Weise, dass du möglichst langsam und tief atmest, sodass ein Atemzug, der damit endet, dass du deinen Rücken und die ganze Haltung streckst und den Atem anhältst, bevor du ihn schließlich als Kanonschuss ausatmest, eine Minute dauert. Fahre damit fort. Während du einatmest, blicke in deinen Körper und schicke die Energie an die Orte, die der Heilung bedürfen. Heile dich selbst. Fahre so fort.
ZEIT: 11 Minuten.

ENDE:
Hebe die Arme über den Kopf, schüttle die Schultern und den Körper für etwa eine halbe Minute.

WIRKUNGEN:
Dies ist eine sehr reinigende Meditation. Es wird die Shushmana, den göttlichen Nerven in dir, die Chi-Energie reinigen. Weil du als ein Lehrer mit jedermann umzugehen hast und in dir die Kraft, die Reinheit und die Hingabe zu erzeugen hast. Und manchmal ist es gut, ein paar einfache Dinge auf einfache Art und Weise zu tun.

KOMMENTAR:
Wenn du dich korrekt konzentrierst, wird die Shushmana zu schwingen beginnen. Deine Stirn wird sich unter deinen Fingern wie Blei anfühlen. Wenn es beginnt, dich zu jucken und zu schmerzen, sei nicht beunruhigt – es funktioniert!

Anhang:

Gujarre

Ant kaal jo lachhmee simarai aisee chintaa meh ji marai
Sarap jon val val utarai. (1)

Aree baa-ee gobid naam mat beesarai. – Rahao.

Ant kaal jo ishtaree simarai aisee chintaa me je marai.
Besavaa jon val val utarai. (2)

Ant kaal jo larike simrai aisee chintaa meh jo marai.
Shookar jon val val utarai. (3)

Ant kaal jo mandar simarai aisee chintaa meh jo marai.
Prayt jon val val utarai. (4)

Ant kaal narayain simarai aisee chintaa meh jo marai.
Badat vilochan te nar muktaa peetunbar vaa ke ridai vasai.

Gujaree

Der, der im Moment des Todes über Wohlstand sinnt,
wird wieder und wieder im Reich der Schlangen geboren.

O Schwester, vergiss niemals den Namen des Meisters der Welt.
Pause.
Der, der im letzten Moment einer Frau gedenkt, wird wieder und wieder als Prostituierte geboren.

Der, der im letzten Moment der Söhne gedenkt, wird wieder und wieder als Schwein geboren.

Der, der im letzten Moment der Villen gedenkt, wird wieder und wieder als ein Gobelin geboren.

Der, der im letzten Moment Gottes gedenkt –
so spricht Tirlochan, der Mensch ist frei, und
der gelb gewandete Gott wohnt beständig in seinem Herzen.

(Siri Guru Granth Sahib, S. 526)

DIE STÄRKE EINES LEHRERS
TEIL 2

YOGI BHAJAN, 18. JUNI 1994
ERSTE JÄHRLICHE LEHRERKONFERENZ, NEU MEXIKO

Unser Gegenstand ist „Die Stärke des Lehrers". Wollt ihr wissen, was das genau ist? Wirklich? Die Stärke eines Lehrers ist in der Realität die Stärke jenseits und über Gott. Glaubt ihr das? Nein, ihr tut das nicht. Das ist die Tragödie.

Da gibt es einen Scherz, der gewöhnlich zitiert wird: „Angenommen Gott und der Lehrer stehen beieinander. Wessen Füße sollte ich zuerst berühren?" Das ist die Frage des Schülers.

Versteht die Situation, da ist der Schüler, und er hat Gott auf der einen und den Lehrer auf der anderen Seite. Er will wissen, wessen Füße er zuerst berühren soll. Jemand muss als Erstes gegrüßt werden. Er sagt: „Ich bin voll opferbereiter Hingabe zu meinem Lehrer, der mich bereitet hat, Gott zu treffen." Versteht ihr das?

So, wenn also Gott und euer Lehrer vor euch kommen, kommt der Lehrer zuerst. Und da gibt es da noch eine Zeile, der ihr euch erinnern müsst:

RAAM KEE BAANDHEE BHAGAT CHATAA-VAI.
BHAGAT KEE BAANDHEE KO-EE NAA-HE.

EIN KNOTEN, VON GOTT GEBUNDEN,
VERMAG DER, DER IHN LIEBT, ZU LÖSEN.
EIN KNOTEN, GEBUNDEN VON EINEM, DER GOTT LIEBT,
VERMAG VON NIEMANDEM GEÖFFNET ZU WERDEN.

(KEIN GURBANI)

So Gott einen Knoten bindet, wenn irgendetwas von Gott getan wird, so vermag der, der ihn liebt, das zu lösen. Aber einen Knoten, den einer, der Gott liebt, bindet, vermag niemand zu öffnen.

Gott tut viele Dinge, und die Menschen Gottes wirken da hinein. Aber wenn die Menschen Gottes etwas tun, so vermag Gott nicht da hineinzuwirken. Ist das klar?

Aber wir sprechen über den wahren Lehrer – nicht über eine feige, charakterlose, milde, schwarz sinnende, unsichere Kreatur, die vorgibt ein Lehrer zu sein und bis zum Tode voller Furcht ist. Lehrer sein bedeutet, ein Fluss göttlichen Willens sein. Lehrer IST Infinity – Grenzenlosigkeit/Ewigkeit, jenseits von Worten und Begriffen. Ein Lehrer hat keine persönliche Grenze.

Jetzt seid ihr im Begriff, heute mit mir den Eid des Lehrers abzulegen. Bitte legt eure linke Hand aufs Herz und hebt die rechte Hand, als ob ihr einen Eid ablegen wollt. Jetzt sprecht laut: „Ich bin nicht eine Frau, ich bin nicht ein Mann, ich bin nicht eine Person, ich bin nicht ich selbst, ich bin ein Lehrer." Das ist es.

Eure Schwächen sind eure Schwächen. Eure Träume sind eure Träume. Eure Erwartungen sind eure Erwartungen. Euer Unsinn ist euer Unsinn. Aber wenn ihr ein Lehrer seid, dann existiert *ihr* nicht. Wenn ihr existiert, dann seid ihr nicht ein Lehrer. Wann immer eine Person die Unendlichkeit repräsentiert, darf kein definiertes Subjekt da sein. Ihr müsst wieder erstehen. Aktion und Reaktion sind von gleicher Größe, aber entgegengerichtet. Ihr könnt nicht gleichzeitig Teil der Aktion und Reaktion sein. Das ist der Grund, warum ihr das Wissen habt, warum ihr die Sutras habt, warum ihr nur das sprecht, was ihr wahrhaftig zwischen Gott und euch wisst.

Wenn ihr ein Lehrer seid, dann reagiert ihr nicht – ihr lasst wieder erstehen.

Wenn ihr euch jemals bemüht, ein Lehrer zu werden, und dann die ganze Sache in euer persönliches Jagdgebiet verwandelt, dann wird es keine Rettung für euch geben. Alle Regeln sagen: „Wenn Gott seinen Segen gibt, kann dieses geschehen.“ Aber ihr werdet dann ohne Segen sein, es spielt keine Rolle, selbst wenn Gott euch 108-mal segnete. Das ist, weil auch Gott an Disziplin gebunden ist. Diejenigen, die Gott repräsentieren und ihn in irgendeinem begrenzten Segment betrügen, sind nicht länger grenzenlos. Sie sind ein Schwindel.

Gestern stellte jemand die Frage: „Wie steht es mit dem Geld?“ Geld – das kommt. Das ist eine höchst blödsinnige Frage. „Wenn ihr ein Lehrer seid, woher wird das Geld kommen?“ Eine Flut wird zu euch kommen. Gott wird zu euch kommen, Engel werden auf euer Geheiß tanzen. Ein Mensch Gottes ist nicht hier im menschlichen Körper, um das Karma des Körpers zu zahlen. Er ist hier zu leiten, und die Mutter Natur, die gesamte Shrishti, das gesamte Wesen dieser Person gehorcht, tanzt. Aber da gibt es eine Abseitsfalle. Ihr müsst ein Lehrer *sein*. Wenn die Dinge nicht geschehen, so ist das in Proportion dazu, welchen Ruf ihr habt, wie viel Unsicherheit ihr habt.

Ihr unterrichtet Kundalini Yoga, ist das wahr? Das ist das lebendige Prinzip des allmächtigen Gottes. Gott ist machtlos. Gott kann nicht einen anderen Gott erzeugen. Er ist ein einsames, in sich ungeteiltes, in sich selbst enthaltendes Selbst – in sich selbst. Aus Seiner Langeweile, so wie es euch ergeht, und aus Seiner Schwäche, so wie sie die unsere ist, warf Er die Shakti, den Donnerkeil der Kundalini, und entfaltete sich selbst. Das war der Prozess. Und dieser Prozess der Entfaltung Gottes und der Schöpfung des Universums, das ist Kundalini Yoga. Ihr als Menschen des Abendlandes müsst das ganz klar verstehen.

Solches kann euch in Indien nicht gelehrt werden, weil ihr einen jüdisch-christlichen Hintergrund habt, und weil ihr darum nach dem Verständnis der indischen Brahmins Unberührbare seid und nicht wert irgendeiner spirituellen Lehre. Seid euch darüber klar.

Jetzt ist es meine Idee, Lehrer von hier zu schicken und die Inder zu lehren. Die alte Geschichte wiederholte sich selbst. Gestern ging Sardarni Shanti Kaur Khalsa in ein Dorf mit Nahmen Ludhiana. Sie traf sich dort mit den Priestern des Gurus, mit all den Granthis[5], und sie lehrte sie, wie ein Mensch Gottes und Diener des Gurus zu projizieren hat. Es geschah so.

Also, technisch gesprochen, muss die Sonne im Westen aufgehen, und ihr habt euch erwählt, die Menschen Gottes zu sein. Ihr seid die direkten Nachfahren. Wir huldigen keinem Mann, keinem Menschen. Wir dienen der Aadi Shakti, der Primal Force, der primären Kraft. Kennt ihr das Mantra? „Aadi Shakti, Aadi Shakti, Aadi Shakti, Namo, Namo. Sarab Shakti, Sarab Shakti, Sarab Shakti, Namo, Namo. Pritham Bhagwatee, Pritham Bhagwatee, Pritham, Bhagwatee, Namo, Namo. Kundalini, Maata Shakti, Maata Shakti, Namo, Namo." Wer immer dieses Mantra zu meistern vermag, kann Gott tanzen machen. Diese Worte mögen euch sehr gewöhnlich erscheinen, aber vor diesen Worten kommt alle Kreativität Gottes zu Shuniaa. Null. Zur vollkommenen Ruhe. Und ihr, ihr selbst, erhebt euch zur Grenzenlosigkeit.

Das Wort „Krishna" bedeutet „Kar-ish-oo-naa" – wo die Welt null wird. „Rama" bedeutet Schöpfer der Sonne und des Mondes. Raa-maa. Genauso gibt es da ein grundlegendes Yoga: „Haa-thaa".

Gott kann nicht einen anderen Gott erschaffen. Darum ist Gott machtlos. Der machtvolle Gott ist, wenn Gott durch die Göttlichkeit der Grenzenlosigkeit von Adi Shakti herrscht. In der

---

[5] Wächter, Behüter des Gurus

Welt Nanaks heißt es: „Aykaa maa-ee jugat viaa-ee, tin chay-lay parvaan. Ik sansaaree, ik bandaaree, ik laa-ay dee-vaan. Jo tis bhaavay, tivay chalaavay jiv hoveh furmaan. Oh vekhay oh na nadaraa naa aavay, bhotaa ayo vidhaan. Aades tisai aades. Aad aneel anaad anaahat jug jug ayko ves." (aus dem 30. Vers des Japji)[6]

„Aades" ist der Gruß der Yogis. Und der Yogi ist der, den das Paar der Gegensätze nicht berührt. Gut und schlecht, richtig und falsch, hoch und niedrig, groß und klein, alles in diesem Universum ist in Paaren. Ein Yogi gehorcht nicht dem Gesetz der Dualität und Polarität.

WIR SIND NICHT GOTT. GOTT IST DER SCHÖPFER UND WIR SIND DER SCHÖPFER VON GOTT, IM BEWUSSTSEIN, IM HERZEN, IM KOPF DER MENSCHEN, DIE WIR LEHREN.

Da gab es eine primäre Kraft, die „Adi Shakti". Sie hatte drei Schüler: Brahma, Vishnu und Mahesh – der eine, der erschuf, der eine, der erhielt, der eine, der zerstörte und vollendete. Und diese drei Buchstaben wurden God – Gott. „G" steht für Generation, Generator, der der erzeugt und großzügig ist. „O" steht für Organisator, Ovulation und die Wirksamkeit daraus; das ist Vishnu. Und Mahesh, das ist der, der delivers oder destroys – vollendet bzw. zerstört. Grundlegend ist, was du nicht vollenden kannst, wird dich zerstören.

---

6 Da ist die eine Mutter, eins mit Zeit und Raum. Drei göttlichen Aspekten gab sie Leben: Der eine ist der Schöpfer, der andere erhält und der dritte entscheidet das Schicksal.
Doch nach Deinem Willen, oh göttlicher Einer, entscheiden sie und handeln auf Dein Geheiß.
Nichts ist verborgen vor Gott, doch niemand sieht Ihn. Wie wundervoll ist dies.
Vor Gott verneige ich mich tief.
Vor Anfang der Zeit, ewig und unsterblich, jenseits von Form und Begreifen bist Du, gepriesen seiest Du, von Ewigkeit zu Ewigkeit eins.

Euer Fortschritt und eure Projektion beruht auf, eurer Fähigkeit zu vollenden. Ihr vollendet die Erhöhung eurer Schüler. Sie werden verehren.

Und das ist dasselbe Prinzip. „Joe pinday so barminday." Gott vermag nicht einen anderen Gott zu erschaffen. Ein Mensch vermag einen anderen Menschen zu erschaffen. Eine Frau kann einen Mann und eine Frau, kann beides, erschaffen. All das, was in mir liegt, ist das, was da ist, jetzt und in Zukunft. „Barmind" bedeutet und in Zukunft. „Pinday" bedeutet alles, was da ist.

Mit allem, was du für dich selbst tust, verschwendest du dein Glück. Das Glück wartet darauf, zu dir zu kommen. Doch du wirst unsicher. Und wenn die Dinge hässlich, schlimm, stinkend, unsicher, unmoralisch und unethisch werden, dann kommen die Würde, die Gelegenheit, der Wohlstand und all die Wunder nicht dahin. Große Leute kommen nicht an stinkende Orte. Es ist sehr schwierig sogar sie einzuladen. Es spielt keine Rolle, wie viel du betest. Da muss etwas Reines, etwas Klares, etwas Gutes sein.

God – Gott ist G-O-D: „Generating, Organizing, Destroying – Erzeugend, Organisierend, Auflösend." Good – gut ist G-O-O-D. Wenn du gut sein willst, dann musst du einfach außerordentlich organisiert sein. Und Goods, Güter bedeuten, dass du dienstbereit bist, und dann wirst du jede Gelegenheit der Welt haben. Die Menschen werden dir ihr Herz geben. Die Menschen werden dir ihr Leben geben.

Als ich hier vor 25 Jahren herkam, hatte ich da eine Reklametafel, die sagte: „Ich bin Yogi Bhajan?" Sie konnten nicht einmal meinen Namen richtig betonen. Und ich habe nicht so ausgesehen wie jetzt. Ich hatte einen gepunkteten, pinkfarbenen Turban, ein Buschhemd und hochgezogene Hosen, die keinerlei Knöpfe besaßen, und ich war sehr voll Scham. Das ist alles, und ein Paar Schuhe.

Und in Kanada bin ich mit solchen Kleidern bei minus 45 Grad ohne Schuhe durch die Straßen gegangen, und ich musste Zeitungspapier an meinen Füßen tragen. Eines Tages war ich im Begriff rauszugehen, und ich war gerade dabei, eine Zeitung um meinen Fuß zu wickeln. Das war eine „Globe and Mail“, die ein dickes Papier hatte. Ich blickte runter und sah, dass ich auf dem Titelblatt war.

Dort bin ich nur für ein paar Monate geblieben. Ich kam für 3 Tage in die Vereinigten Staaten und bin niemals zurückgegangen. Wusstet ihr das alles? Nein. Kann ich euch alle kennen? Nein. Werde ich euch alle kennen? Da gibt es nur eine Verbindung zwischen uns. Ich habe angefangen, und ihr werdet folgen; ihr werdet anfangen, und andere werden folgen. Diese goldene Kette wird fortbestehen.

Wir sind nicht Gott. Gott ist der Schöpfer, und wir sind der Schöpfer Gottes in dem Bewusstsein, in den Herzen und im Kopf der Menschen, die wir lehren. Versteht ihr jetzt, wer ihr seid?

Die Aufgabe, die ihr erwählt habt, ist kein Affenjob. Es ist eine sehr erhabene Aufgabe. Ihr gebt Gott jenen, die nicht im Besitz ihres Schicksals sind, die keine Chance haben. Ihr durchkreuzt Zeit und Raum, weil ihr die Lehrer seid.

IHR SEID EINFACH DIE, DIE DAS UNENDLICHE DURCH IHRE GÖTTLICHKEIT REFLEKTIEREN.

Nun, wie könnt ihr also Erfolg haben und wie können all diese großen Dinge, über die ich spreche, geschehen? Wollt ihr wissen, wie? Gott will es. Er ist ein sehr sexy Knabe. Er will schöpfen. Alleine, kann Er das nicht. Er bedarf eines Vehikels, und ihr seid Sein Vehikel.

Ein Rohr ist nicht das Wasser, und selbst wenn das Rohr ein goldenes Rohr wäre, so vermag es nicht den Durst zu löschen. Das, was durch das Rohr fließt, ist das, was zählt. Wenn ihr also sprecht: „Ong Namo Guru Dev Namo“, danach seid ihr nicht länger ihr selbst. Danach lasst ihr das Wissen fließen und lasst die Gelehrten etwas lernen.

Ihr wisst, da ist etwas, das ein jeder sucht. Und das ist die gelehrte Person. Selbst Gott sucht einen solchen Menschen. Da gibt es eine Geschichte. Einst erwachte Hazarat Abraham und sah den Engel Israel eine Liste schreiben. Abraham sprach: „Was schreibst du da?“ Und der Engel antwortete: „Ich schreibe die Namen derer nieder, die Gott lieben. Ich muss die Liste fertig stellen.“ Abraham fragte: „Ist mein Name darauf?“ Der Engel antwortete: „Nein.“ Abraham sagte: „Weißt du, Mann, ich liebe Gott sehr viel, aber weißt du, da ist irgendetwas falsch. Okay, dann liebe ich ihn wohl doch nicht. Vergiss es. Ich kann das jetzt nicht richtig erklären.“ Und er schlief wieder.

Am nächsten Tag erwachte er erneut und wieder war der Engel Israel da, wieder damit beschäftigt, eine Liste zu bereiten. Aber er war nicht bereit zu schreiben. Abraham sprach: „Was schreibst du jetzt?“ Der Engel antwortete: „Ich schreibe gerade eine Liste derer, die Gott liebt.“ Da sagte Abraham: „Vergiss es, Mann, ich liebe Gott, aber mein Name war nicht da. Wie kann mein Name jetzt hier sein?“ Der Engel antwortete: „Du dummer Tor, deiner ist der einzige Name. Das ist der Grund, warum ich untätig sitze. Da gibt es einzig deinen Namen und nichts sonst.“

Denkt daran, eure Zeit nicht damit zu verschwenden, Gott zu lieben. Das ist falsch. Das sind die Lehren der Brahmins, um das Geld von euch zu stehlen, euch zu kontrollieren und euch in Verwirrung zu bringen. Lasst Gott euch lieben. Wenn ihr jemals versucht Gott zu lieben, seid ihr unecht, macht ihr Hokuspokus, und ihr seid als Menschen falsch. Lasst Gott euch lieben. Gott ist überall, und ihr seid nirgendwo. Er kann euch auf jeder Ebene, in jeder Sphäre, unter allen Umständen finden. Erinnert euch einfach, Gott kennt das alles. Und ihr habt einfach dem Ruf zu antworten. Und wenn ihr euren Geist bereitgemacht habt, dem Ruf zu antworten, wird Gott fließen. Es ist die Kraft Gottes, durch die Lehrer zu wirken. Das ist, weil er euch genauso braucht, wie ihr Seiner bedürft. Seid ohne Furcht. Schafft eine persönliche Beziehung – Vater, Sohn und Heiliger Geist. Diese Dreifaltigkeit bedeutet nur ein Ding: Gott ist Gott und kann sich nicht bewegen. Der Sohn bewegt es. Und der Heilige Geist herrscht, indem er durch alles wirkt, das da ist.

Wann immer man euch bittet, Gott zu lieben, seid ihr gebeten, eure Zeit zu verschwenden. Wen lieben? Ihr könnt Ihn nicht sehen, ihr könnt Ihn nicht finden, ihr vermögt nicht, Ihn zu kennen. Selbst Gott weiß nicht, wer Er oder Sie ist. So warum solltet ihr eure Zeit mit solch einem Kerl verschwenden. „Parabrahm para parabrahm parmeshar." Er ist jenseits dessen, der jenseits ist, jenseits dessen, der jenseits Gottes ist. Das ist es, was Gott ist.

Aber da gibt es eine sehr einfache Art und Weise Gott einzufangen. Werdet Fallensteller, nicht idiotische, neurotische menschliche Wesen. Ihr könnt euch die Zunge herausreißen und solcherlei Dinge tun und gar nichts auf dem Leib tragen und all solchen leeren Hokuspokus. Wenn ihr irgendetwas beginnt, sagt Ihm einfach: „Hey, hey, Gott, komm mit mir." Und wenn ihr ein wenig freundlich seid, von guter Herkunft und mit guten Manieren, dann könnt ihr auch sagen: „Bitte, Gott, lass uns gehen." Aber er mag die Ansprache mit dem „Du". Er mag die direkte persönliche Kommunikation. Aber wenn ihr weltliche Manieren haben wollt und Erdlinge seid, und euch fürchtet, dass so etwas Großes mit euch gehen sollte, dann sagt Ihm einfach „bitte". Das wird Ihm nicht gefallen, aber Er wird es gleich begreifen.

Ihr müsst eine Beziehung haben, wo du und Gott eins sind. „God and me, me and God, are One – Gott und ich, ich und Gott, sind Eins." Das ist das Ashtang Mantra. Es ist auf Englisch.

MIT ALLEM WISSEN, DAS DU HAST, WIRST DU NIEMAND SEIN, SOLANGE DU NICHT EIN WESENTLICHES DING BEGREIFST – GIB GOTT EINE CHANCE.

Kennst du den Mond? Der Mond ist dunkel, ein Planet ohne Licht. Er ist hell, kalt, dehnt alles aus, tut alles, weil er die Sonne reflektiert. Auf dieselbe Weise reflektiert der Lehrer Gott. Ihr unterrichtet nicht Kundalini Yoga oder das oder dieses Yoga. Ihr reflektiert einfach die Unendlichkeit durch eure Göttlichkeit. Schreibt dieses Prinzip nieder. Ihr lehrt durch eure Göttlichkeit diese Unendlichkeit. Gott ist die Unendlichkeit der Unendlichkeit der Unendlichkeit. Der Mensch hat die Göttlichkeit der Göttlichkeit der Göttlichkeit. Und Erdlinge haben die Dualität der Dualität der Dualität. Darum haben sie eine idiotische, rostige Persönlichkeit.

Wann immer ihr sagt: „Darf ich“, habt ihr bereits zugegeben, dass ihr es nicht wisst. So lange ein Mensch in einem Leib des Selbst, der ihm durch den allmächtigen Gott gegeben ist, nicht weiß, wie Gott zu leiten ist, kann er kein Kind Gottes sein. Ein Kind leitet den Vater und fordert die Mutter. So lange du nicht die grundlegende Beziehung von Leitung und fordern verstehst, wirst du immer und immer wieder geboren werden. Du wirst niemals vollständig sein.

Deshalb betrachtet mich im Kundalini Yoga, wie verkommen ich auch sein mag, als Null. Wenn ihr Zehn werden wollt, dann müsst ihr zehnfach stärker sein als ich, zehnfach besser und geeigneter als ich, und dann werdet ihr auf diese Weise gesegnet sein.

Kundalini Yoga ist die Wissenschaft des stetigen Gewahrseins, aus der das Raaja Yoga entstand. Der Thron des Raaja Yoga wurde Guru Ram Das von Ewigkeit zu Ewigkeit verliehen. Die Regentschaft ist jetzt in unserem Hause.

Ihr müsst zwei Charaktere haben: Imperial Divinity – herrschaftlich und göttlich. Man nennt das ID. Das ist eure einzige Identität. Jederzeit, wenn ihr nicht herrschaftlich und göttlich seid, seid ihr keine Kundalini Yogalehrer. Ist das jetzt verstanden worden?

Da gibt es keinen größeren Rebellen in der spirituellen Welt als mich. Jeden Tag spiele ich mit Gott boxen. Habt ihr eine Ahnung, was für eine Dummheit ich heute begangen habe? Es war sehr heiß. Ich war auf dem Flohmarkt. Ich sagte: „Hey, du solltest dich schämen. Es ist zu heiß." Das ist alles, was ich sagte. Und fünf Minuten später, aus dem blauen Himmel heraus, fing es zu regnen an. Wir mussten rennen. Und dann, Augenblicke später, habt ihr ihn wieder gesehen, diesen Knaben, den man „Sonne" nennt?

Gott muss einige Arbeit tun. Lasst diese verdammte Gottesarbeit. Lasst Ihn für euch Wunder erzeugen. Lasst Ihn die Dinge für euch richten. Lasst Ihn den Menschen auf euer Geheiß Vertrauen geben. Lasst Ihn wissen, dass Er euch kennt. Lasst Ihn wissen, dass er mit euch spielt und durch euch fließt. Gebt Gott eine Chance. Das ist Verehrung. Gebt Gott eine Chance.

Das ist die ganze Absicht dieses menschlichen Lebens. Daneben gibt es nichts anderes. Die ganze Zeit wird in Dienst und Wissen vergeudet ... geht in all die Bibliotheken, ihr Idioten. Nehmt all die Bücher und das Wissen der ganzen Welt. Packt es auf einen Esel. Er wird dennoch kein Priester werden. Mit all dem Wissen werdet ihr dennoch niemand sein, so lange ihr nicht die eine wesentliche Sache begreift – gebt Gott eine Chance.

Das ist eure Religion. Das ist eure Realität. Eine andere Realität gibt es nicht. Ihr seid aus einem Spermatozoon und einem Ei geboren und werdet so bleiben, wenn ihr Gott keine Chance gebt. Ist das klar?

Es geht nicht darum, wer du bist, und es geht nicht darum, wer du glaubst, dass du seist. Es geht darum, was du betest. Das Gebet ist die Kraft, die dich mit deinem Schöpfer verbindet.

Trage einen Turban oder lass es ... Ich bitte dich nicht einen Turban zu tragen. Auch wollte ich selbst zu Beginn solcherlei Dinge nicht tun. Ich studierte an einem katholischen Seminar mit Namen „Sacred Heart – Heiliges Herz“. Ich war der einzige Junge, der mit vielen Mädchen dort lernte. Und täglich war ich bei der Mutter Oberin. Eines Tages hatten wir eine Auseinandersetzung. Ich hatte etwas getan, was meine Hausmutter nicht mochte. Sie war sehr gegen mich und brachte mich vor meine Mutter Oberin. Mutter Oberin sagte: „Was du getan hast, ist falsch.“ Ich sagte: „Ich kann nicht falsch sein. Da gibt es nichts, was falsch sein kann.“ Sie sagte: „Was meinst du damit?“ Ich antwortete: „Glaubst du an Christus?“ Sie sagte: „Ja.“ Ich sagte: „Du bist das blödeste menschliche Wesen auf dem Planeten. Du glaubst an Gott und du sagst, ich habe etwas Falsches getan? Christus hat alles Falsche beglichen. Ist das nicht wahr?“ Sie sagte: „Das ist wahr.“ Ich sagte: „Und doch hast du das Wort wiederholt. Du bist von dem Gericht Christi auf die Erde gefallen. Du hast zu mir gesagt, ich bin falsch?“ Sie sagte: „Könntest du bitte den Mund halten?“ Ich sagte: „Nein. Frag darüber diese Hausmutter. Sie denkt immer, alles ist falsch. Ich weiß nicht, woher sie kommt. Und jetzt hast auch du gesagt, etwas ist falsch?“

Wisst ihr, was dann geschah? Sie sagte der Hausmutter: „Gehen Sie jetzt. Ich werde mit ihm persönlich sprechen.“ Und dann sagte sie: „Verwirre sie nicht.“ Und ich sagte: „Ich habe sie nicht verwirrt. Ich habe ihr gesagt: ‚Jetzt ist Gebetszeit. Lass uns die Glocke läuten.‘ Und sie hat gesagt: ‚Nein, das darfst du nicht tun.‘ Und ich sagte: ‚Warum nicht? Diese Glocke bedeutet den Ruf zu Gott. Sie ist in der Kirche.‘ Und sie sagte: ‚Das darfst du nicht.‘ Ich sagte: ‚Ich werde es tun.‘ Und ich habe es gespielt. Es war sehr gut. Und sie sagte: ‚Du darfst das nicht tun.' Ich sagte: ‚Ich darf das tun.' Dann habe ich es getan." Diese Glocke ist so schwer, dass es zweier großer Leute bedurfte, sie zu bewegen. Und ich war gerade drei Jahre alt. Ich hängte mich selbst an das Glockenseil und habe es gemacht. Sie klang perfekt, weil ich es wollte. Und Christus war auch am Seil. Gott wäre sehr ärgerlich gewesen, wenn dieser Junge geglaubt hätte, Er käme nicht durch. Also musste Er handeln. Andererseits, wer war ich, ein drei Jahre altes Kind, das diese große schwere Glocke läuten wollte? Ich konnte nicht einmal das dicke Seil in meinen zwei Händen halten. Aber die Glocke läutete.

Es geht nicht darum, wer du bist. Es geht nicht darum, wer du glaubst, dass du bist. Es geht darum, was du betest. Ein Gebet ist die Kraft zwischen dir und deinem Schöpfer. Und wenn du betest, gehorcht Gott. Das Gebet eines Menschen geht niemals in die Leere, weil Gott nicht verrückt ist. Er weiß, dass jemand betet, und Er weiß, dass Er durchkommen muss, wenn Er „Gott" genannt werden will. Dieser Kerl, Er, bedarf Seiner Stabilität genauso. Er wollte niemals einsam sein. Er mag es, dass die Menschen Ihn lieben, Ihn anrufen, mit Ihm reden und Ihn Dinge fragen.

Wie viele von euch sind Väter und Mütter? Mögt ihr es nicht, wenn eure Kinder euch um Dinge bitten? Ist das nicht wahr? Dann müsst ihr entscheiden, was ihr gebt und was ihr nicht gebt. Richtig? Aber ihr wollt, dass Gott euch alles gibt, worum ihr bittet. Er ist nicht blöde. Er wird euch nur das geben, was das Beste für euch ist. Und meistens beschert euch Gott Schwierigkeiten. Oh ja. Gott gibt Seinen Schülern Unannehmlichkeiten, sodass sie besser beten können. Das ist der Grund, warum wir sagen,

„KETIAA DUKH BHUKH SAD MAAR.
EH BHE DAAT TEREE DATAAR."

GURU NANAK, 25. VERS DES JAPJI

WENN DU MIR AUCH MEHRFACH MEGA-MEGA-SCHMERZ,
ÜBEL UND HUNGER UND VIELERLEI PROBLEME GIBST,
SO WERDE ICH SIE ALS DEINE GESCHENKE BETRACHTEN.

UNTERRICHTET EINFACH WAHRHEIT. UND LASST DAS ARBEITEN.
NEHMT EINFACH DIESEN KERL, DER UNS ERSCHAFFEN HAT,
UND LASST IHN ARBEITEN.
DERJENIGE, DER DIE LEHREN DRAMATISIERT, IST EIN PREDIGER.
EIN LEHRER LEHRT. GOTT IST DER PREDIGER.

Und wisst ihr, was das mit Ihm macht? Die Mutter sagt: „Was willst du?“ Und das Kind sagt: „Nein. (Yogi Bhajan schüttelt seine Schultern.)“ Sie wird dasitzen und ihre Haare raufen und will einfach wissen: „Was willst du?“ Und das Kind sagt: „Ich weiß es nicht. Nein, nein, nicht. Nein, nein, ich will gar nichts.“ Er zuckt die Achseln. Und eine jede Mutter auf dieser Erde ist ein Opfer dieses Benehmens. Man nennt es „apathisches Benehmen“. In dem Moment, in dem das Kind den größten Donnerkeil der Apathie spielt, wird die Mutter wild und der Vater verrückt. Und die Antwort ist Sympathie. Und jedes Kind weiß, dass es die Eltern einfach so um den Finger wickeln kann. So geht es auch dem, der Gott liebt. Da gibt es keinen Unterschied.

Wenn ihr nach diesem Seminar von hier fortgeht und lehrt, dann um Gottes willen, Idioten, predigt nicht. Wir sind keine Prediger. Wir haben nichts zu rechtfertigen. Wir haben nicht zu überzeugen. Wir haben keine Nummer hinzulegen. Lehrt einfach Wahrheit. Und lasst Gott arbeiten. Nehmt diesen Kerl, der uns erschaffen hat, und lasst ihn arbeiten. Ein Prediger ist der, der die Lehren dramatisiert. Der Lehrer lehrt. Gott ist der Prediger. Wenn ihr Seine Rolle wegnehmt, wird Er unsicher werden. Er wird euch rauswerfen. Ihr unterrichtet einfach. Predigt niemals. Habt ihr das verstanden?

Es kann sein, dass ihr mal in einer sehr ernsten Situation seid, in der ihr sofortige Hilfe braucht. Und in einer solchen Situation könnt ihr anrufen, sprechen, es niederlegen. Ruft nicht an, ohne den Anruf zu bezahlen. Das ist das Einzige, worum wir bitten.

Und jetzt werde ich Dr. Inderjit Kaur, meine Frau, die eine Psychologin ist, bitten heraufzukommen. Sie ist die Vorsitzende der lizenzierten Psychologen im Staat Neu Mexiko. Sie ist glücklicherweise hier. Ich habe sie mit einem Trick hergelockt. „Komm, komm mit mir, komm mit mir." Nun wird sie kommen und ein paar Worte sprechen. Komm her, komm her, komm her, sei unbesorgt. Sie kennen dich.

Ihre Telefonnummer ist nicht geheim; nehmt sie und wo immer ihr seid, wann immer ihr in irgendeiner Schwierigkeit seid, und mich nicht erreichen könnt, weil ich durch Nirinjan erreicht werden muss, die unmöglich ist, weil Nirinjan die Arbeit von 48 Stunden in 24 Stunden zu erledigen hat, aber Bibiji ist eine sehr freundliche und mitfühlende Frau, die immer noch Arbeit will, nicht wahr? – Sie ist noch mehr beschäftigt als sehr beschäftigt, aber irgendwie wird sie mit euch ein paar Minuten sprechen und euch einladen, sie anzurufen, wann immer es für euch möglich ist.

BIBIJI INDERJIT KAUR: Sat Nam. Willkommen in Neu Mexiko. Ruft mich jederzeit an.

Ich habe euch eine gute Nachricht mitzuteilen. Die 3HO ist als eine non-governmental Organization jetzt ein Teil der United Nations. Wir wurden akzeptiert. Und wir sind dabei, teilzunehmen. Die Konferenz wird im September in Kairo stattfinden. Wir haben dort einen Stand für die 3HO und wir haben eine Pressekonferenz vorbereitet. Wir werden am 10. September einen Workshop über Jugend lehren, und wie es möglich ist, Exzellenz zu erlangen. Wir können also alle gehen, und wir müssen ihnen nur mitteilen, wie viel Leute wir mitbringen wollen. Das ist eine Chance, wenn irgendjemand als Teil der 3HO nach Kairo gehen will. Das ist unsere erste

Teilnahme. Ihr seid alle willkommen. Wer immer gehen will, kann Dya Singh in Espanola kontaktieren. Sat Nam.

YB: Jetzt sind noch einige abschließende Bemerkungen, die ich gerne machen würde, weil wir nach Taos gehen müssen, um Ma zu treffen, die dort eine Vorlesung hält.

GRUNDLAGEN, DIE EUCH ZUM LEHRER MACHEN:

1. IDENTITÄT: IHR MÜSST WIE EIN LEHRER AUSSEHEN.
2. DAS GESETZ DER WIRKUNG: INNERHALB VON DREI MINUTEN MUSS EUER WORT DEM ZUHÖRER BEWEISEN, DASS IHR EIN LEHRER SEID.
3. DIENT EUREN SCHÜLERN, DENN SIE SIND EURE LEHRER FÜR MORGEN.
4. EURE REINHEIT UND FRÖMMIGKEIT SOLLTEN DAS FUNDAMENT SEIN, AUS DEM IHR SPRECHT.

Schreibt diese Prinzipien, die euch zum Lehrer machen, auf. Nummer eins: Identität. Ihr müsst wie ein Lehrer aussehen. Zweitens: Innerhalb drei Minuten muss euer Wort dem Zuhörer beweisen, dass ihr ein Lehrer seid. Innerhalb von drei Minuten muss jeder Lehrer beweisen, dass er ein Lehrer ist. Ist das klar?

SCHÜLER: Yes, Sir.

YB: Man nennt das „die Wirkung des Wortes' Wortes" oder „das Gesetz der Wirkung". Es kann nicht falsch sein. Identität. Das ist der Grund, warum jeder Lehrer einen Habit[7] trägt, oder

[7] Eine bestimmte Kleidung als Ausdruck seines Standes

warum wir Bana[8] tragen, oder warum wir irgendetwas tragen, was auch immer ihr tut. Um Gottes willen, beginnt nicht in der Weise angezogen, wie ich es tat, als ich zum ersten Mal hierher kam. Ich hatte ein Hemd, dessen Verfassung ich euch nicht zu beschreiben vermag. Es hatte keine Knöpfe, aber das war es, wie Gott mich prüfte. Und ich hatte niemals Schuhe. Aber innerhalb von 1 ½ Minuten wusste jeder, der mich ansprach, dass ich ein Lehrer war. Und das ist es, was ihr verstehen müsst.

Drittens: Dient euren Schülern, denn sie sind eure Lehrer für morgen. Wenn ihr sie nährt, nährt, ihnen dient, sie liebt und sie wachsen macht, dann werden sie leuchten.

Und viertens: Eure Reinheit und Frömmigkeit sollten das Fundament sein, auf dem ihr sprecht.

Also, schreibt diese drei Worte nieder: Sadhana, Aradhana, Prabhupati:

SADHANA
IST EURE SELBSTREINIGUNG IN DEN AMBROSISCHEN STUNDEN DES MORGENS.

ARADHANA
IST DIE ART, NACH DER DAS SYSTEM GESTALTET IST.

PRABHUPATI
BEDEUTET, IHR WERDET DER GEMAHL DES ALLMÄCHTIGEN GOTTES.

---

[8] Fünf Symbole, die ein getaufter Sikh tragen muss, sind Teil des Äußeren, dem bana, eines Sikhs. Jedes für sich genommen, symbolisiert verschiedene Aspekte:
1. kes – ungeschnittene Haare: Abgrenzung von asketischen Traditionen und Ausdruck des Respekts vor Gott.
2. kangha – Holzkamm: Reinheit
3. karra – eiserner Armreif: Allgegenwart des Schöpfers
4. kirpan – kleines Schwert: soziales, weltzugewandtes Leben, Gnade und Selbstachtung
5. kachhaira – besonders geschneiderte Unterhose: Symbol für einen edlen Charakter

Das ist die wörtliche Übersetzung: „Prabhu“ bedeutet Gott. „Parabaho, Para-om, Par-ay, Prastee, Taa-o, Satyiaa, Giaan Bhagatee.“ Also, grundlegend ist Gott, was Gott ist. Vergesst einfach all diesen ganzen anderen Kram, und ihr werdet Ihn automatisch heiraten. Er wird eure Projektion werden. Das ist exakt, was es bedeutet. Wenn Gott eine Frau wird, das bedeutet Projektion. Er ist ein Mond, ein Mondzentrum. Eine Frau, die nicht einen Mann projizieren kann, ist eine Geisteskranke. Eine, die zu projizieren vermag, ist ein Mond. Ein Mond ist schön. Aber wenn er nicht projiziert, wie nennen sie eine mondlose Nacht? Dann übernehmen die Sterne, und sie beklagen sich: „Mein Mann kommt nicht nach Hause.“ Warum sollte er?

Lernt nicht von mir über Mann und Frau – lernt von der Sonne und dem Mond. Eine Frau wandelt sich auf vielerlei Weisen. Wenn ihr eine stetige Frau findet, dann lasst mich ihren Namen wissen; ich werde mich darum bewerben. So etwas gibt es auf diesem Planeten nicht. Ihr versteht die Frauen nicht. Eine Frau nimmt zu und nimmt ab. Ein Mann ist warm, hell und stetig.

Und jede Frau sollte wissen, dass „Woman – Frau“ das Wort „Man – Mann“ in sich enthält. Schreibt es nieder: „WO“ und dann, welches ist das nächste Wort? „MAN“. Und das dritte ist „She – sie“. „She“ enthält das „He – er“. Korrekt? Buchstabiert es, und ihr werdet es finden. Und das Wort „Female – Frau“ enthält das Wort „Male – Mann“.

Jede Frau, die einen Mann nicht in sich halten kann, ist ein Scheitern in sich selbst. Spielt keine Spiele. Haltet ihn in euch. Parbhati hält Shiva. Seit dem Mann nicht gefällig. Verehrt den Mann nicht. Reduziert den Mann nicht auf den Sex. Erhitzt den Mann nicht. Erhaltet ihn in euch, so wie ihr im Anfang in der Gebärmutter erhalten wart. Macht das Universum zu eurer Gebärmutter und erhaltet ihn. Sobald ihr ihn in der universalen Gebärmutter erhaltet, werdet ihr ihn ewig erhalten.

Wenn ich noch einmal eine Chance habe, mit euch zu sprechen, werden wir Shakti und Shakta, die Kraft des Kraftlosen und die Kraft des Starken, diskutieren. Das ist es, was es wirklich im Englischen bedeutet. Shakti bedeutet die Kraft des Starken, und Shakta bedeutet die Kraft des Kraftlosen. Das bedeutet Gott und Prakirti, Gott und das Universum.

SCHÜLER: May the long time sunshine upon you ...

YB: Tief einatmen; haltet den Atem an, für Frieden und Ruhe. Und jetzt projiziert in die Unendlichkeit. „Saaaaaaaaat Naam."

HEILIGER GOTT.
DIESE GESCHÖPFE DEINER SCHÖPFUNG HABEN DAS MÜHEN REPRÄSENTIERT, DEINE GÜTE, DEINE IDENTITÄT UND DEINE GOTTHEIT ZU LEHREN. SIE HABEN EINE ERWARTUNG VON HOHEM MORALISCHEM EMPFINDEN. AUF IHRE DEMÜTIGE ART HABEN SIE IHR SELBST DIR GEBOTEN. NIMM SIE AN ALS DEIN UNENDLICHES FLIEßEN. FLIEßE DURCH SIE, LIEBE SIE, GIB IHNEN WOHLSTAND, IDENTITÄT, WÜRDE, COURAGE, BEWUSSTSEIN, INTUITION UND EINFACHHEIT, EHRE, DEN FRIEDEN DES GEISTES, UND GIB IHNEN DIE CHANCE, DEM UNIVERSALEN FRIEDEN ZU DIENEN, SODASS ALLE MENSCHEN VON WÜRDE, RASSE, FARBE UND GLAUBEN IN DEINER WELT, DIE DU DREHST, GEDEIHEN KÖNNEN. BESORGE IHRE ANGELEGENHEITEN, SODASS SIE DIR MIT GEBEUGTEM HAUPT UND GLÜHENDEM HERZEN DIENEN KÖNNEN.
SAT NAM.

ENDE DER ÜBERTRAGUNG – 6/18/94
(YB-191 – Tag zwei von zwei)

Kontaktadressen[9]

Deutschland

3H-Organisation Deutschland e. V.
Gemeinnütziger Verein zur Förderung des Menschen durch Yoga
Breitenfelder Str. 8
20251 Hamburg
Tel. / Fax: 040 479 099
E-Mail: 3HO@iname.com
Web: **www.kundalini-yoga.de**

Sat Nam Versand
Marie-Curie-Str. 6
64823 Groß-Umstadt
Tel.: 06078 78 90-60
Fax: 06078 78 90-65
Web: **www.satnam.de**
Liefert Bücher, Audio- und Videobänder, Heiltees, Körperpflegeprodukte sowie Kleidung und anderes.

Bis auf den Sat Nam Versand befinden sich die unten aufgeführten Unternehmen in den USA. Das ist beim Telefonieren sowie beim Adressieren der schriftlichen Bestellungen zu berücksichtigen.

USA

3HO-Events
Rt. 2 Box 132-D, Espanola, New Mexico 87532
Tel.: +1 505 7536341, ext. 121
Fax: +1 505 7531999

Für Fragen nach Information über Winter- und Sommersonnenwend-Zusammenkünfte, Weißes Tantra, Yoga Termine in den Vereinigten Staaten, Europa, Mexiko und Kanada sowie über spezielle Veranstaltungen und Camps.

---

[9] Diese Adressen wurden durch den Übersetzer eingefügt.

IKTYA (International Kundalini Yoga Teachers Association)
Kontaktperson: Nam Kaur Khalsa, Executive Director
Route 2, Box 4 Shady Lane, Espanola, NM 87532

Tel.:	+1 505 7530423
Fax:	+1 505 7535982
Web:	**www.yogibhajan.com**
	www.3HO.org
E-Mail:	ikyta@3HO.org

Organisation der Kundalini Yoga Lehrer. Die Mitgliedschaft schließt die Nennung in dem jährlich herausgegebenen Verzeichnis der Lehrer sowie Preisnachlass auf ausgewählte Yoga-Produkte und Zusendung der Zeitung „Kundalini-Rising“ mit ein. Die Organisation führt eine Liste der Kundalini Yoga Lehrer, weltweit.

Kundalini Research Institute (KRI)
Route 2 Box 4 Shady Lane, Espanola, N. M. 87532, USA

Tel.:	+1 505 7530562
Fax:	+1 505 7535982

Ancient Healing Ways
Route 31 Box 259, Espanola, NM 87532

Tel.:	+1 505 7472860
Fax:	+1 505 7472868
Web:	**www.a-healing.com**

Liefert Bücher, Audio- und Videobänder, Kräuterrezepturen, Malas, Heiltees und Körperpflegeprodukte nach Rezepten von Yogi Bhajan.

Golden Temple Enterprises
Box 13 Shady Lane, Espanola, NM 87532

Tel.:	+1 505 7530563
Fax:	+1 505 7535603

Liefert Video- und Audioaufnahmen des Unterrichts von Yogi Bhajan, einschließlich der Musik, die bei den Meditationen Verwendung fand.

Cherdi Kala Music
1539 S. Shenandoah St., Apt #301, Los Angeles, CA 90035
Tel. & Fax: +1 310 5506893
Liefert CDs und MCs.

Weitere Übersetzungen von Yogi Bhajans Vorträgen
und Bücher von Dr. Splittstoeßer
werden auf den folgenden Seiten vorgestellt.

Über das Unterrichten von Kundalini Yoga

Yogi Bhajan - 23. März 1990

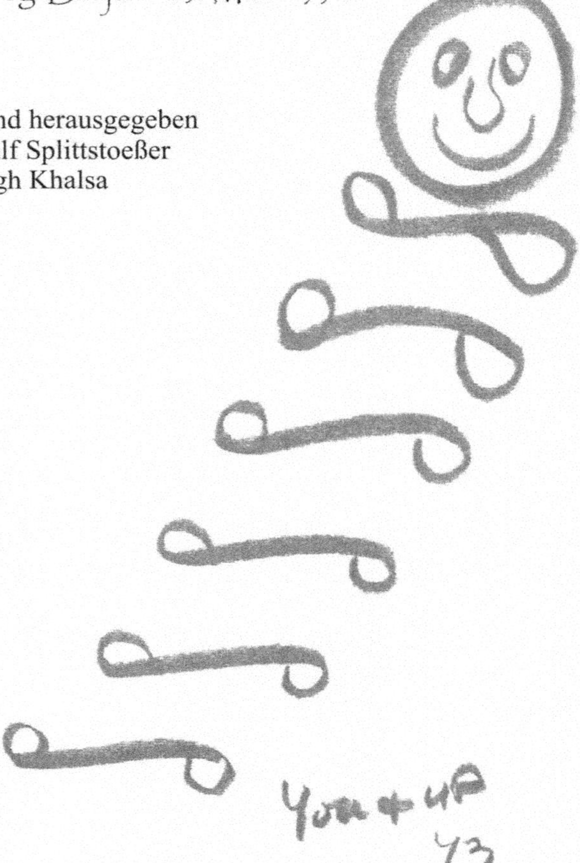

übersetzt und herausgegeben
von Dr. Wulf Splittstoeßer
Ardass Singh Khalsa

Kundalini Yoga ist für die gewöhnlichen Menschen. Es ist scharf, es ist präzise, es ist perfekt, es hat eine Wirkung im Erfahren.

Im Kundalini Yoga ist die Persönlichkeit eines Menschen nichts weiter als einfach ein Gefährt. Es ist nicht eine Identität. Kein Lehrer des Kundalini Yoga soll zum Guru oder irgendetwas Ähnlichem werden. Ich kann euch einen Lehrer, der irgendwelchen falschen Stolz in diesem Leben entfaltet, leicht vorstellen - in seiner nächsten Inkarnation könnt ihr ihn im Badezimmer finden, oder unter dem Küchenabfluss. Man nennt es „Küchenschabe“.

Wenn ihr auf dem Platz des Lehrers sitzt, so würdet ihr dort nicht sitzen, wenn Gott euch nicht die Ehre verliehen hätte. Wie lange euch diese Ehre verliehen ist, das ist eine Frage eures Gebetes. Ist das klar? Ihr unterrichtet nicht mit eurer Persönlichkeit. Ihr seid ein Transportmittel - lasst es fließen.

Wenn die Hand Gottes dir die Fähigkeit verliehen hat, Lehrer zu sein, so sei einer. Stell es einfach nicht in Frage. Gib Gott eine Chance, durch dich zu fließen. Das ist alles. Lass es fließen. Möglich? Zweifelsvoll? Ich weiß, dass das etwas ist, worüber der Mensch voller Zweifel ist - lasst es gehen, lasst es fließen, lasst es sein. Sein, um zu sein. Aber gebt euch Mühe. Gott wird durch euch kommen.

Dr. Splittstoeßer Verlag
ISBN 3-934022-40-5

Die Methodik des Lehrens, Teacher Training & Projektion

Yogi Bhajan - 15. Juni 1996

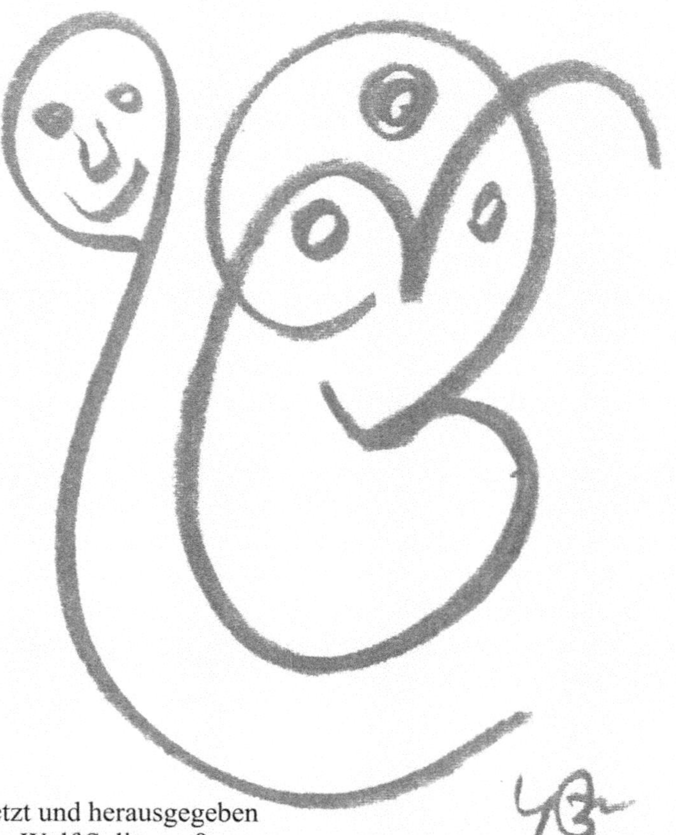

übersetzt und herausgegeben
von Dr. Wulf Splittstoeßer
Ardass Singh Khalsa

Den Lehrer in sich selbst respektieren!

Ein Lehrer, der nicht den äußersten Erfolg hinsichtlich des Respekts vor sich selbst erreicht hat, der irgendeinen Zweifel in sich trägt und sich selbst unterminiert, indem er dauernd denkt, er ist ein Mensch, der ist kein Lehrer.

Wenn ihr ein spiritueller Lehrer seid, wird Gott euch geben, was Er euch geben will; ihr könnt es nicht verdienen. Weder vermögt ihr es zu lernen, noch könnt ihr es verdienen.

Die Schönheit eines Lehrers und die Pflicht eines Lehrers ist es, nicht er oder sie selbst zu sein. In dem Moment, in dem ihr nicht länger ihr selbst seid, werdet ihr ein reiner Kanal der Energie. Zwischen euch und Gott gibt es in dem Augenblick keinen Unterschied mehr. Es ist nicht euer Problem, was dann geschieht.

Lehrer sein bedeutet qualifizierte, geordnete Uneigennützigkeit. Absolut!

Ein Schüler ist wie eine Speise. Er kommt, er wird gekaut, er wird verdaut, er wird entsaftet, und sein Unsinn wird ausgeschieden. Und der Körper, der das mit einem Menschen macht, ist ein Lehrer. Versteht ihr das?

Ich brachte die Lehren, so wie ein Lkw die Früchte bringt. Wo ist der Unterschied? Ein Rohr bringt Wasser. Und sagt das Rohr etwa: „Ich bin so gut und so großartig, ihr müsst mich zuerst küssen, bevor ihr ein Glas Wasser haben dürft?“ Hah? Das ist euer Problem. Wenn ihr mit einem Studenten umgeht, seid ihr einfach ein Kurier des Wissens. Ihr nehmt seinen Müll entgegen und gebt ihm Essenz und Höhe und Liebe. Dann seid ihr ein Lehrer. Das ist eure Pflicht.

Mache einen Menschen besser, als du selbst es bist.

Dr. Splittstoeßer Verlag
ISBN 3-934022-42-1

Wir sind bereit!
Die herausragenden Merkmale

Yogi Bhajan - 19. Juni 1998

übersetzt und herausgegeben
von Dr. Wulf Splittstoeßer
Ardass Singh Khalsa

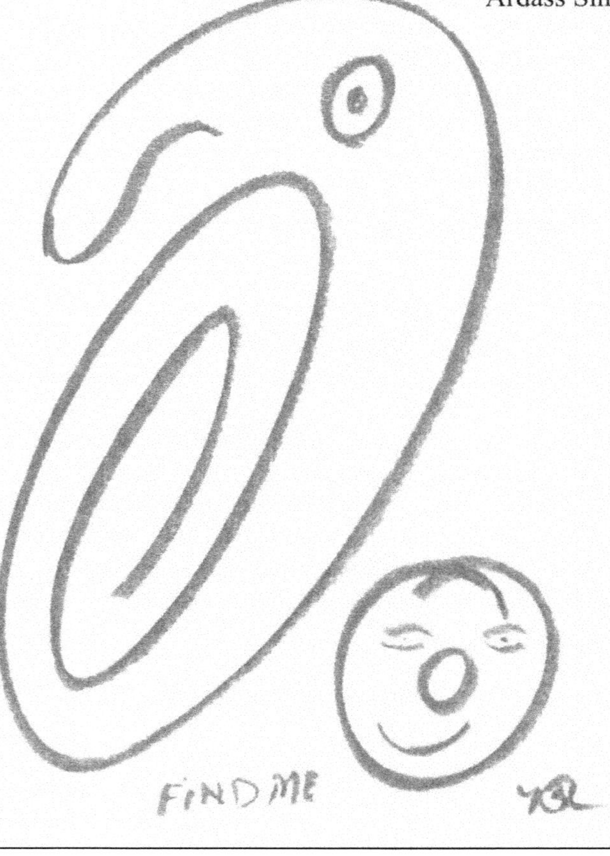

JETZT IST DIE ZEIT,
IN DER ES KEINEN MANN, KEINE FRAU UND
KEIN SPIRITUELLES EINSSEIN UND KEINE SEELENGEFÄHRTEN
UND MENSCHLICHE GEFÄHRTEN UND
GEFÄHRTEN-GEFÄHRTEN ODER WAS AUCH IMMER GIBT.
ES IST DIE ZEIT,
ALS EIN GEIST DER EINUNG ZUSAMMENZUFLIESSEN.
„ICH, MEIN, MEIN GEIST, IST WIR, DAS GÖTTLICHE DU, IN DIR."

Vom „Ich" könnt ihr zum göttlichen „Du" gelangen. Das ist das Ziel, das ist euer Schicksal, und das ist der Vorgang.

Die Frage ist, in welche Richtung wollt ihr voranschreiten? Wenn die Erde 40 % ausmacht und der Himmel 60 % - dann ist es in Ordnung, ihr werdet Erfolg haben.

Ihr könnt euren Weg zurücklegen. Ihr könnt das Schicksal erreichen, und ihr werdet bewirken, dass viele euch folgen.

I MY MIND, WE THOU THEE.
ICH MEIN GEIST, WIR DU IN DIR.

Solange *du* existierst, existiert Gott nicht. Wenn *du* nicht existierst, dann ist Gott.

Dr. Splittstoeßer Verlag
ISBN 3-934022-43-x

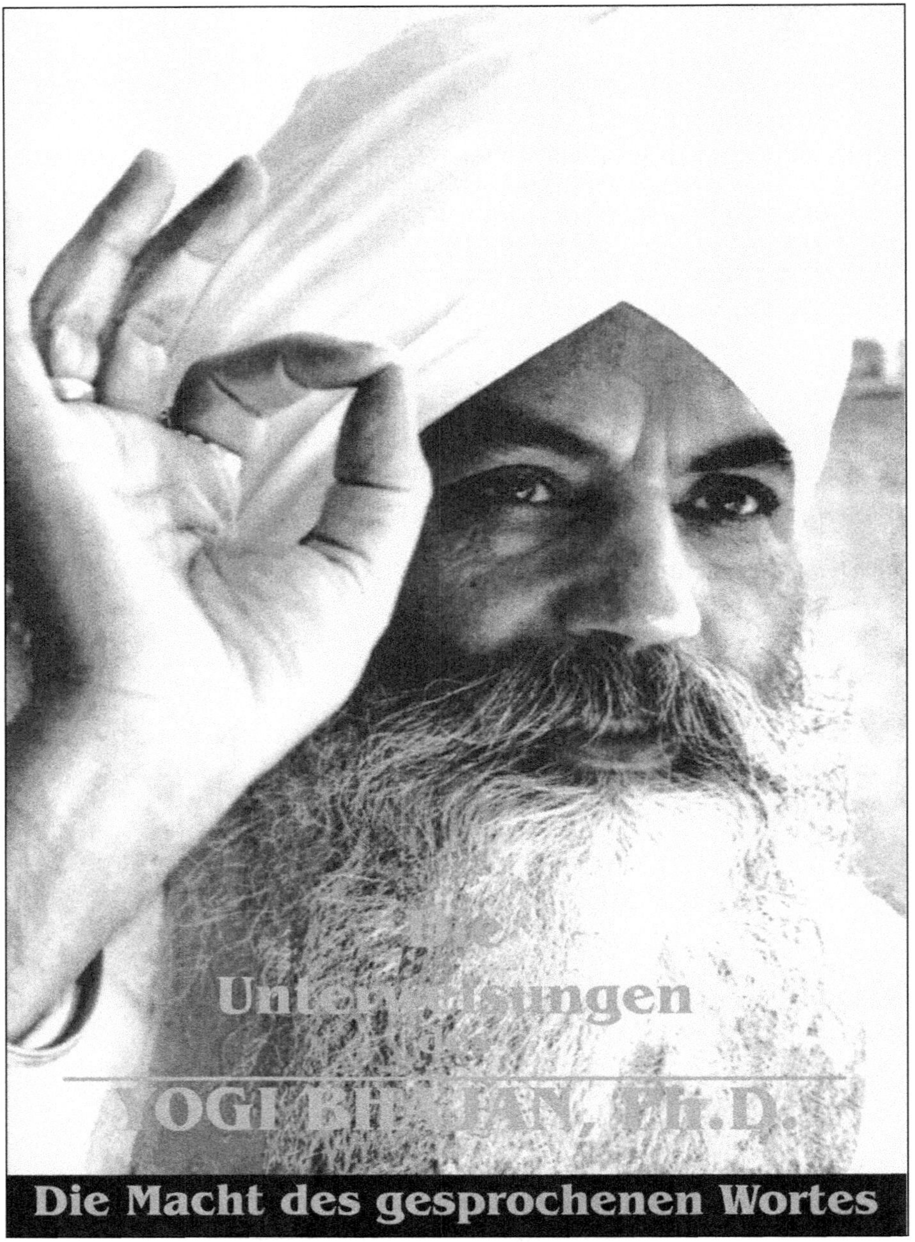
Die Macht des gesprochenen Wortes

Die Unterweisungen des

Übersetzt und herausgegeben von Dr. Wulf Splittstoeßer Ardass Singh Khalsa

YOGI BHAJAN, Ph.D.

Die Macht des gesprochenen Wortes

Dies ist ein Buch von zeitloser Weisheit. Einer der größten Lehrer unseres Zeitalters hat es uns übermittelt. Es besitzt die Kraft, Menschen in Momenten der Traurigkeit froh zu machen und ihre Seelen in den Zeiten von Niedergeschlagenheit zu erheben. Es ist ein wichtiges Instrument, das Unterbewusstsein zu reinigen und negative Gedanken durch positive zu ersetzen. Sein inneres Geheimnis ist die Kraft des gesprochenen Wortes ...

Das Buch über die Macht des gesprochenen Wortes ist das wunderbarste Geschenk, dass je der Menschheit gegeben wurde. Mit seiner Hilfe werden Verbindungen geknüpft und geklärt, wird Weisheit übertragen und Bewusstsein gewandelt. Während du sprichst, übertragen der Klang und der Rhythmus deiner Worte den Zustand deines Bewusstseins. Wenn du nun die Worte von erleuchteten Menschen laut wiederholst, gelangt dein eigenes Bewusstsein zur Erleuchtung, einfach durch die Wiederholung dieser Worte.

Die Unterweisungen des Yogi Bhajan sind eine praktische Demonstration der Macht des gesprochenen Wortes, um zu lehren und zu erleuchten. Lies seine Lehren über die Liebe, das Glück, Gott, den Verstand und Beziehungen und deine gesamte Weltanschauung wird niemals wieder die alte sein. Lies die Seiten 9 bis 11 laut und erfahre deine eigene innere Wandlung.

"... erdig, hervorragend, überraschend und äußerst unsentimental. Er schöpft freizügig aus verschiedenen spirituellen Traditionen und aus seinem eigenen Standpunkt."
- Harvey Cox -
Divinity School, Harvard University

Yogi Bhajan, Ph.D., war der Pionier, der die zeitlose Weisheit Indiens in den Westen brachte. Er ist Meister des Kundalini Yoga und des Weißen Tantra Yoga. Er ist der spirituelle Direktor der 3HO-Stiftung und das geistliche Oberhaupt der Sikh Religion im Westen. Yogi Bhajan hat für seine bahnbrechende Arbeit bei der Erforschung der Dynamik menschlicher Kommunikation den Doktor im Gebiet menschlicher Psychologie erhalten. Durch seine Unterweisungen über Yoga, Meditation und bewusstes Leben hat Yogi Bhajan Hunderttausenden von Menschen dazu verholfen, ihr Leben erfüllter und gesund zu leben.

Im Original erschienen bei KRI
ISBN 0-895090-52-X

Dr. Splittstoeßer Verlag
ISBN 3-934022-39-1

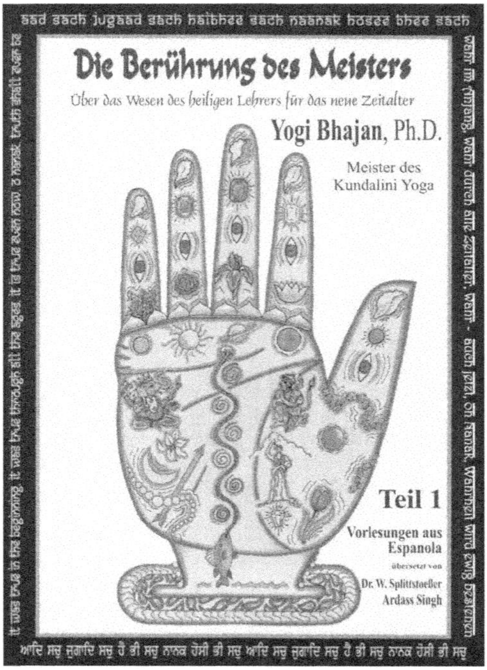
Die Berührung des Meisters
Über das Wesen des heiligen Lehrers für das neue Zeitalter
Yogi Bhajan, Ph.D.
Meister des
Kundalini Yoga
Teil 1
Vorlesungen aus
Espanola
übersetzt von
Dr. W. Splittstoeßer
Ardass Singh

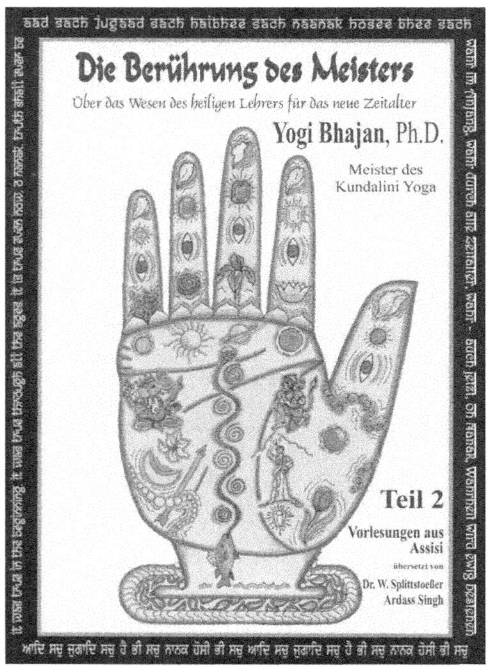
Die Berührung des Meisters
Über das Wesen des heiligen Lehrers für das neue Zeitalter
Yogi Bhajan, Ph.D.
Meister des
Kundalini Yoga
Teil 2
Vorlesungen aus
Assisi
übersetzt von
Dr. W. Splittstoeßer
Ardass Singh

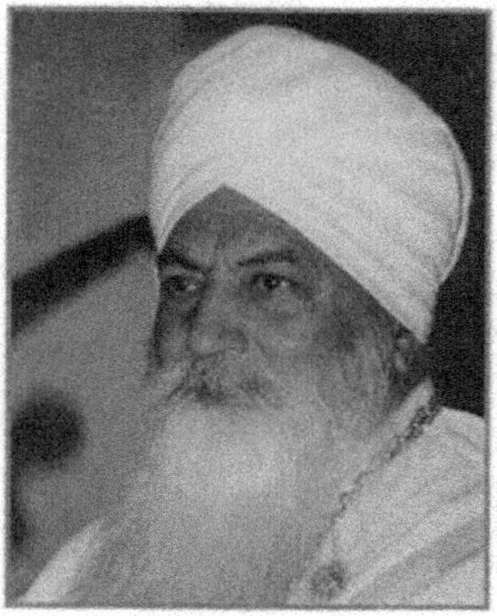

Dieses Buch ist für einen jeden Studenten der Wahrheit geschrieben. Welchen Pfad auch immer du gehst, dieses Buch wird dir das Verständnis der wahrhaftigen Bedeutung der Meisterschaft vermitteln. Yogi Bhajan, einer der pragmatischsten, spirituellen Lehrer unserer Zeit, erklärt in dieser hervorragenden Sammlung von Lehren aus seinen "Master's Touch"-Kursen, den Pfad des Lehrers. Er tut dies mit Überzeugungskraft, Leidenschaft und dem praktischen Sinn für die Herausforderungen des täglichen Lebens.

Es sind dies treffende und inspirierende Lehren aus dem und für das Wassermann-Zeitalter. Die dargestellten Yoga-Übungen werden dich herausfordern und revitalisieren, während die Meditationen dich erhöhen werden. Yogi Bhajan vermittelt eine Weltsicht und ein Spektrum des Bewusstseins, das weiter ist als alles, was dir zuvor begegnet ist. Er bietet dir einzigartige Erkenntnisse in den menschlichen Charakter.

- Yogi Bhajans Meisterschaft bezieht sich auf viele Gebiete. Er ist ein Meister des Kundalini Yoga und der einzige lebende Mahan Tantric sowie der religiöse und administrative Führer des Sikh Dharma der westlichen Hemisphäre.

- Er hat die Menschen des Westens jetzt für nahezu 30 Jahre gelehrt und inspiriert. Er hält ein Ph.D. in der Psychologie der Kommunkation, die er mit großer Meisterschaft bei seinen Lehren anwendet.

- Im Unterschied zu allen anderen modernen Lehrern, benutzt Yogi Bhajan die heilige Wissenschaft des Kundalini Yoga, um für konkrete Besorgnisse und Probleme unserer modernen Welt Lösungen aufzuzeigen. Er lehrt: "Glück ist eines jeden menschlichen Wesens Geburtsrecht."

- Er hat die 3HO-Stiftung (Healthy, Happy, Holy Organization - gesund, glücklich, heilig) gegründet, um Lehrer auszubilden, damit die Technologie des Kundalini Yoga vermittelt werden kann. Zurzeit gibt es mehr als 2.000 3HO-Kundalini-Yoga-Lehrer in mehr als 38 Ländern.

K.R.I. Publikation
Kundalini Research Institute
Dr. Splittstoeßer Verlag

Teil 1: ISBN 3-9340-2234-0
Teil 2: ISBN 3-9340-2235-9

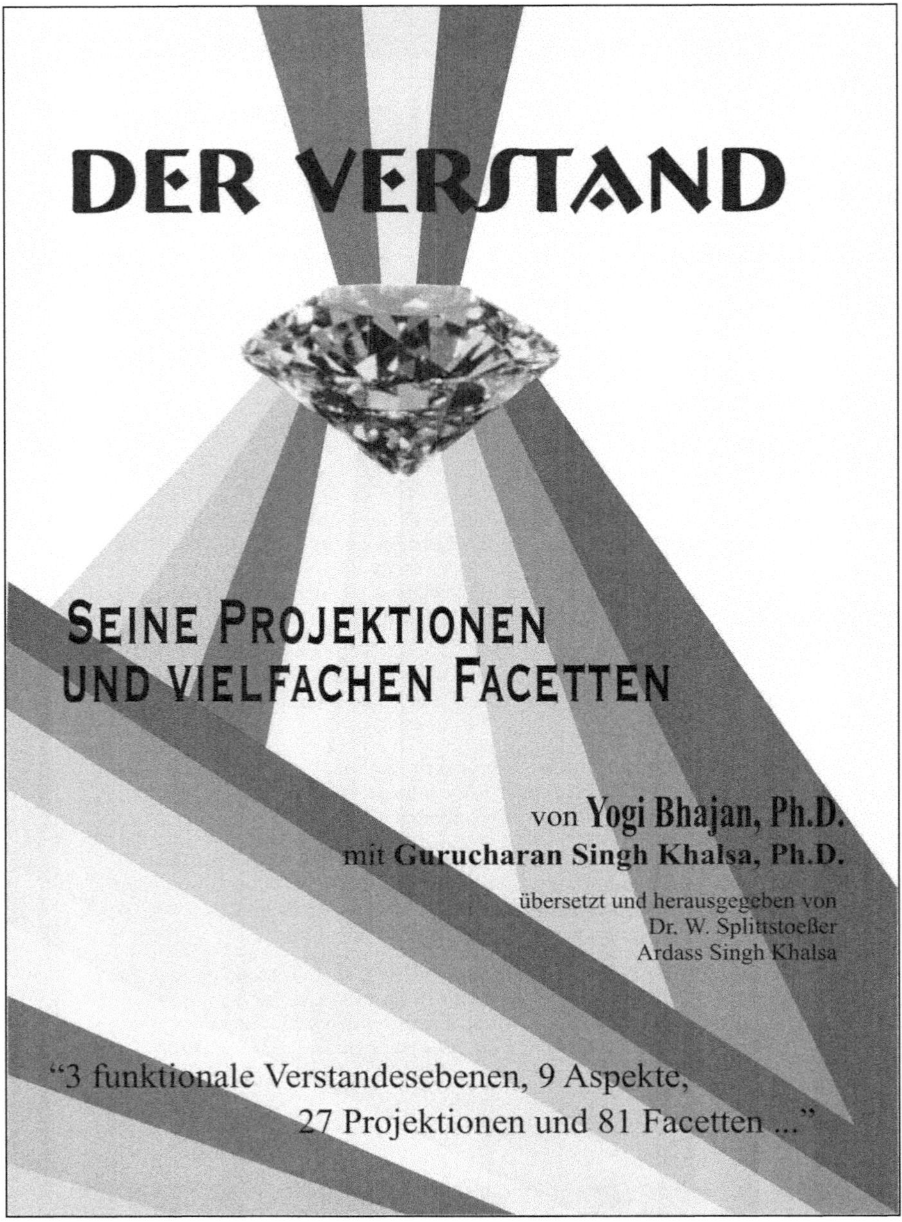
DER VERSTAND
SEINE PROJEKTIONEN UND VIELFACHEN FACETTEN
von Yogi Bhajan, Ph.D.
mit Gurucharan Singh Khalsa, Ph.D.
übersetzt und herausgegeben von
Dr. W. Splittstoeßer
Ardass Singh Khalsa
"3 funktionale Verstandesebenen, 9 Aspekte,
27 Projektionen und 81 Facetten ..."

Yogi Bhajan hat uns in diesem einen Buch Folgendes gegeben:

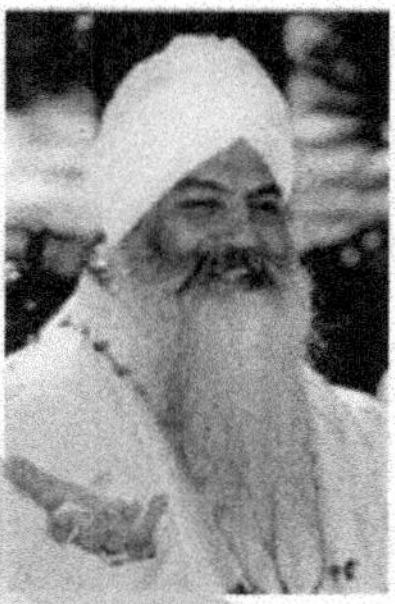

- ein zeitloses Erbe von Einsicht und Weisheit
- ein praktisches Werkzeug, dein Leben zu verbessern
- viele Einsichten in die Arbeitsweise des Geistes/Verstandes
- eine neue Vision über das Potenzial und die Möglichkeiten von Meditationen
- eine Einführung in die angewandte Psychologie der menschlichen Exzellenz und der menschlichen Werte, die Humanologie
- er hat Wege aufgezeigt, den Geist als deinen mächtigsten Freund und Diener, und nicht als deinen Herrn zu erfahren.

Yogi Bhajan versorgt uns mit einer Gebrauchsanweisung für den menschlichen Geist und die Seele, um uns bewusst und vertrauensvoll in das nächste Jahrhundert zu führen.

Er zeigt uns, wie wir den Geist/Verstand so kennen lernen können, dass er unser Verbündeter und nicht unser Problem wird. Dieses Buch ist reich an Techniken, die jeder Mensch nutzen kann, um den Geist/Verstand zu leiten und zu entwickeln.

Lehrer können dieses Buch als eine einzigartige Quelle für Meditationen nutzen. Therapeuten und Heiler können es verwenden, um ihre persönliche Sensitivität zu steigern und ihre Vorgehensweise effektiver zu machen. Lehrer und Studenten können dieses Buch nutzen, um die dynamische Verbindung zwischen dem Schüler und dem spirituellen Lehrer zu verstehen. Alle Suchenden können es als Quelle der Klarheit und des alten Wissens nutzen, um die Probleme der Gegenwart zu lösen. Jeder Mensch kann dieses Buch als einen persönlichen Führer verwenden, um jeden Tag noch authentischer und wirksamer zu leben.

Original bei KRI, USA
Dr. Splittstoeßer Verlag

ISBN 3-9340-2236-7

Bewusstsein in der Chefetage

oder

Manual for a Conscious CEO

Yogi Bhajans Lehren über geschäftliche Beziehungen und Kommunikation, vorgestellt von den Direktoren der Khalsa International Industries and Trades

KIIT

KHALSA INTERNATIONAL INDUSTRIES AND TRADES

Übersetzt und herausgegeben
von Dr. Wulf Splittstoeßer
Ardass Singh Khalsa

Yogi Bhajan, als weltlicher und religiöser Repräsentant der Sikhs der westlichen Hemisphäre, hat die Philosophie und die Techniken des Yoga aufs Umfassendste in die westliche Welt gebracht. Aus einer geheimen Tradition hat er ein jedermann zugängliches Gut gemacht. Jetzt liegt es an uns, seine Darlegungen zu studieren und, soweit wir das wollen, zu übernehmen. In diesem Buch stellen die Unternehmensleiter der von ihm gegründeten Firmen dar, was Yoga und Management für sie bedeuten.

Dieses Buch vermittelt Ihnen einen Hauch dessen, was möglich ist, sobald Sie sich für den Erfahrungsweg des Kundalini Yoga, wie es von Yogi Bhajan gelehrt wird, und seine Anwendung in Ihrem eigenen Leben sowie für die Integration in Ihre Firmenkultur entscheiden.

„Bei allem was du denkst, sagst oder zu tun beabsichtigst, frage dich, ob es dich oder die Welt auf irgendeine Weise besser macht."

(Yogi Bhajan)

ISBN 3-9340-2237-9

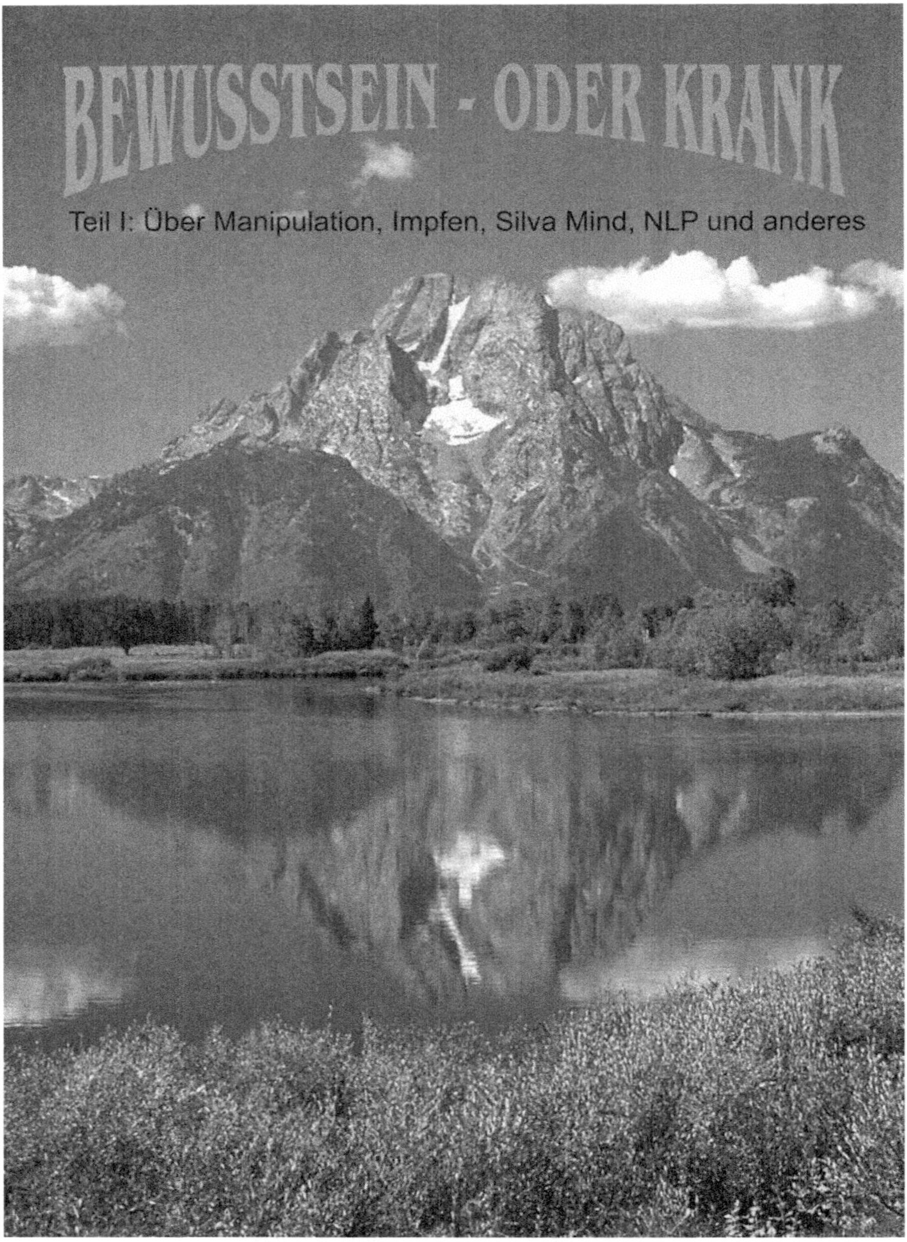
BEWUSSTSEIN - ODER KRANK
Teil I: Über Manipulation, Impfen, Silva Mind, NLP und anderes

Gesundheit und Heilsein Erfolg
Wenn es dir nicht gefällt, ändere es!

- Ursache und Wirkung bedingen einander; die Stufen erklimmend, erreichen wir das Ziel. Treten wir z. B. daneben, fallen wir von der Leiter.
- Alles steht in einem Zusammenhang und hat einen Sinn. Es gibt keine Zufälle.
- Es gibt nur Lektionen, keine Misserfolge, kein Versagen.
- Alles ist Ansporn. Ablehnung kreieren wir selbst, während wir die Möglichkeiten einer Situation nicht erkennen.
- Wirtschaftliche Sicherheit ist kein Ersatz für spirituelles Wachstum.
- Unzufriedenheit entsteht durch Missachtung der Werte, Bedürfnisse.
- Spannung ist das Verhältnis zwischen Zielen und Möglichkeiten.
- Liebe ist Ausgang, Inhalt und Ziel.
- Gib mehr als du bekommen willst. Und wenn dich jemand zwingen wird, mit ihm eine Meile zu gehen, mit dem geh zwei. (Mt 5,41)
- Wir erhalten ein Vielfaches von dem, was wir geben.
- Verantwortung für Denken, Fühlen, Wollen, Handeln übernehmen, Selbstdisziplin anstelle von Bequemlichkeit setzen, stärkt.
- Im Einklang mit Natur, Menschen, Schöpfung und nicht notwendigerweise zu dem gegebenen Zeitpunkt begründbar handeln. Aufmerksam sein für jede Fügung, im Bewusstsein von Liebe und Kraft, geleitet durch die Wahrnehmung des Schönen.
- In Liebe, in Resonanz mit der Schöpfung, Menschen und Natur, Wahrheit erkennend, voranschreiten.

ISBN 3-9340-2232-4

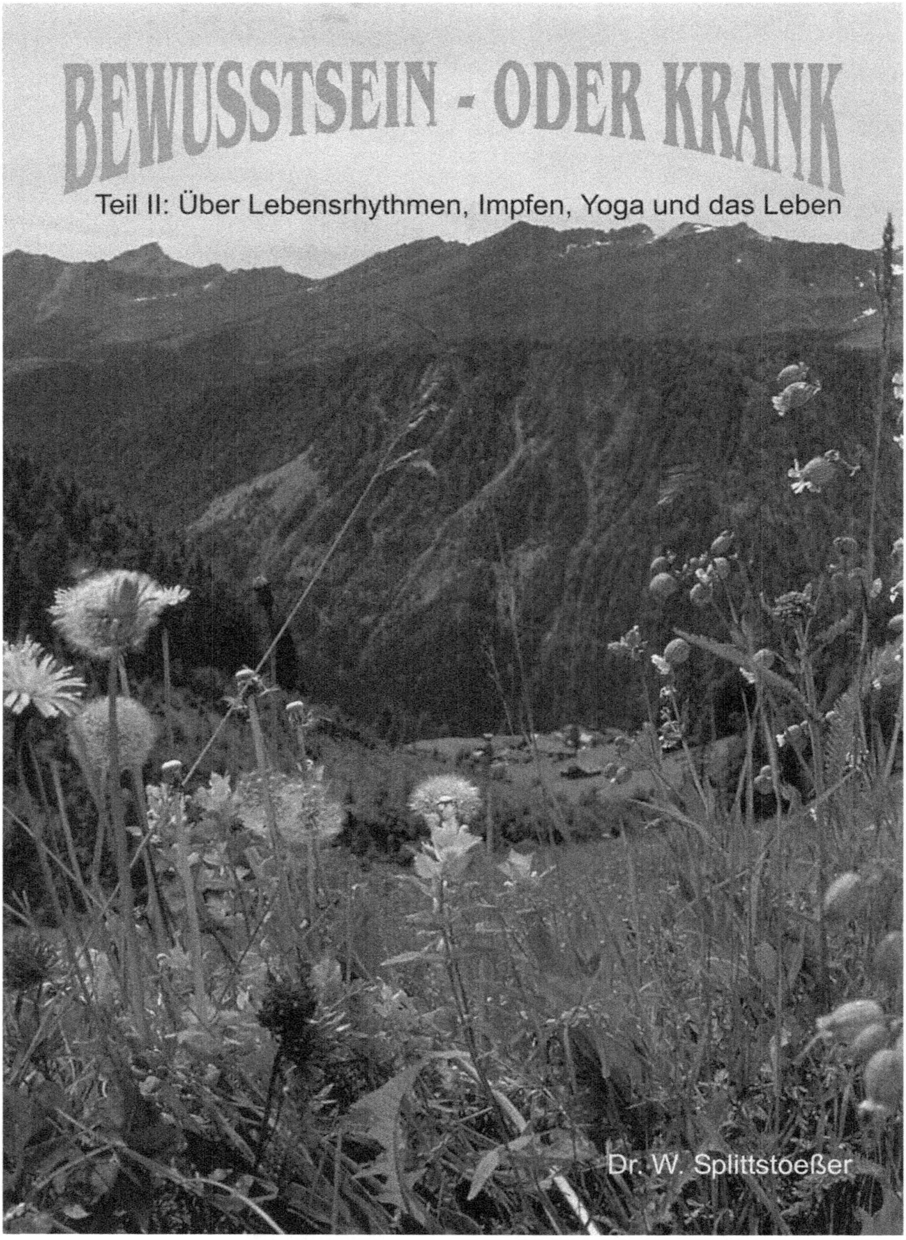
BEWUSSTSEIN - ODER KRANK
Teil II: Über Lebensrhythmen, Impfen, Yoga und das Leben
Dr. W. Splittstoeßer

Angst vor Krankheit macht krank.

Ist es wahr, dass, sobald wir aus dem Lot geraten, das Bewusstsein unserer Herkunft, die Erkenntnis unserer Stellung in der Schöpfung, aus den Augen verlieren, wir anfällig werden für die Angst aus allerlei Katastrophenvisionen, die uns untergeschoben werden?

Lassen wir uns im Banne des Schreckens, der Hypnose aus Angst, leicht verleiten, uns noch weiter von uns selbst zu entfernen?

Waren wir zuvor noch nicht krank, so könnten wir es werden. Statt aus uns selbst zu gesunden, greifen wir dann oft gern zu den verschiedensten Hilfsmitteln und entfernen uns weiter und weiter aus unserer Mitte.

Zurück in unsere Mitte eine wunderbare Vision ...

ISBN 3-9340-2233-2

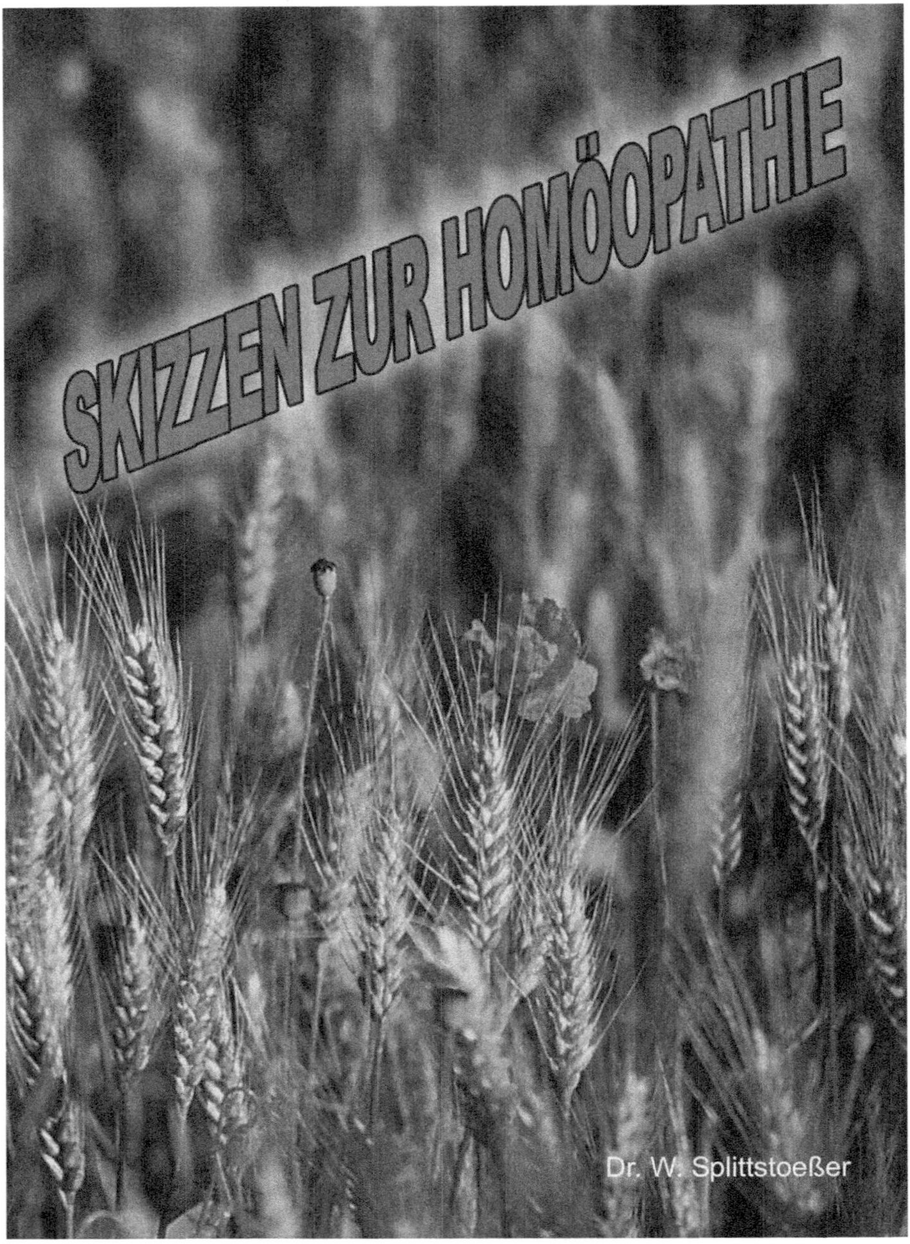
SKIZZEN ZUR HOMÖOPATHIE
Dr. W. Splittstoeßer

Kleinste Mengen können wirken. Wie sollte es da beruhigen, wenn in der Patienteninformation einzelner Impfstoffe zu lesen steht: XYZ "in Spuren"? Die Impfstoffe werden flüssig verpackt und auf dem Transport unzählige Male geschüttelt, ähnlich homöopathischen Arzneien bei der Herstellung. So können unerwünschte Wirkungen von Spurenstoffen sehr gesteigert werden.

Fieberhafte, eitrige Bronchitis, Pseudokrupp, Lungenentzündung, Lymphangitis, Infekte mit Scharlacherregern oder Haemophilus-Influenza und eitrige Ohrenentzündungen, um nur einige zu nennen, kann man versuchen, homöopathisch zu behandeln. Häufig werden wir Heilungen sehen.

Schon der Gedanke an den Versuch wird von vielen Kollegen als Kunstfehler gewertet. Wenn Sie dennoch von Ihrem Selbstbestimmungsrecht für den freien Entscheid für oder gegen eine Behandlungsform Gebrauch machen wollen und sich für ein alternatives Vorgehen entscheiden, geht das nur, wenn ein enger Kontakt zwischen Arzt und Patient bzw. dessen Betreuern, evtl. mit mehrmaligem, täglichem Rapport, gewährleistet ist.

Möge ein jeder das erhalten, was er benötigt; mögen wir einander das geben, das ein jeder braucht, vor allem die ehrliche Zuwendung - Liebe.

ISBN 3-9340-2231-6

GOLDRAUSCH

Oder die Frage: Sind Impfungen notwendig, geeignet und zumutbar?

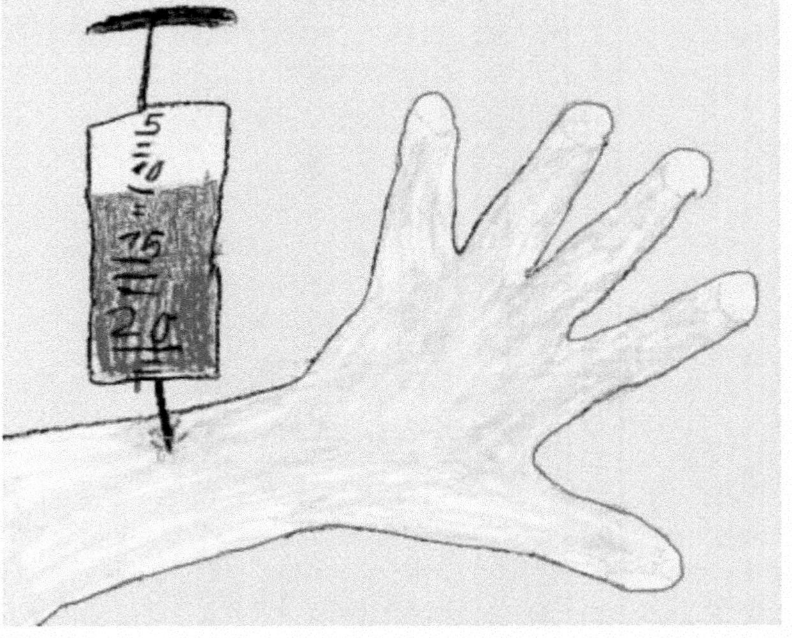

Dr. W. Splittstoeßer

Wenn Sie kein Formaldehyd, kein Quecksilber und kein Aluminium, z. B. in den Tomaten, die Sie essen, haben wollen, warum sollten Sie dann Ihre Kinder damit "spritzen" lassen. Fast alle Impfstoffe enthalten eine oder mehrere dieser drei Substanzen in unterschiedlicher Menge.

Die meisten von Ihnen, zumindest die, die einmal einen Um- oder Ausbau unternommen haben, diejenigen von Ihnen mit Asthma oder Neurodermitis, diejenigen mit allergischen Erkrankungen werden vermutlich wissen, dass es als gesünder gilt, Formaldehyd im Teppichboden und den Bodenbelägen, in den Spanplatten, im Lack der Schrankwand und in anderen Baustoffen zu vermeiden, damit der Körper nicht, mit Erkrankung reagierend, auf diesen Missstand hinweisen muss. Wenn dem aber so ist, und dem ist so, muss es dann nicht Besorgnis erregen, dass **Formaldehyd**, **phenol-**, **aluminium-** und **quecksilberhaltige** Verbindungen in Impfstoffen zugelassen, bzw. als so genannte arzneiliche Hilfsstoffe zugesetzt werden?

Wenn Sie bei “Gen-Soja” und “Gen-Mais” nachdenklich werden, was passiert, wenn Sie erfahren, dass der moderne **Hepatitis-B-Impfstoff**, der als Einzelsubstanz sowie als Bestandteil von Mehrfachimpfstoffen Verwendung findet, **gentechnisch produziert** wird?

Dieses Buch stellt eine ungeheuerliche und provozierende Frage zur Diskussion:

Sind Impfungen vielleicht der Grund dafür, dass unsere Kinder und die Kinder dieser Welt, auf diese Weise behandelt, als chronisch kranke Menschen von den Produkten der pharmazeutischen Industrie abhängig werden?

ISBN 3-9340-2238-3